Ayushi Botadra
Banashree Sankeshwari

Colocação imediata de implantes e protocolo de carga imediata

Ayushi Botadra
Banashree Sankeshwari

Colocação imediata de implantes e protocolo de carga imediata

ScienciaScripts

Imprint

Cover image: www.ingimage.com

This book is a translation from the original published under ISBN 978-620-8-11778-8.

Publisher:
Sciencia Scripts
is a trademark of
Dodo Books Indian Ocean Ltd. and OmniScriptum S.R.L publishing group

120 High Road, East Finchley, London, N2 9ED, United Kingdom
Str. Armeneasca 28/1, office 1, Chisinau MD-2012, Republic of Moldova, Europe
Managing Directors: Ieva Konstantinova, Victoria Ursu
info@omniscriptum.com

Printed at: see last page
ISBN: 978-620-8-53331-1

RECONHECIMENTO

" PARECE SEMPRE IMPOSSÍVEL ATÉ SER FEITO"-NELSON MANDELA

Estas citações ressoam profundamente em mim quando reflicto sobre o meu percurso de pós-graduação. O caminho para o sucesso académico é muitas vezes retratado como um esforço solitário, mas, na realidade, é um esforço de colaboração que exige tanto dedicação pessoal como o apoio de uma comunidade. A visão de Helen Keller resume verdadeiramente a essência deste percurso - todas as realizações significativas são o resultado de um esforço coletivo e de um trabalho de equipa, enquanto a auto-motivação e a determinação são as faíscas que acendem o nosso progresso. No entanto, é assim. A sabedoria de Mandela é um testemunho da perseverança e da resiliência necessárias para superar os desafios e alcançar o que antes parecia inatingível. A viagem ao longo dos meus estudos de pós-graduação tem sido um esforço coletivo, alimentado pelo apoio e encorajamento de muitas pessoas notáveis.

Estou profundamente grato à minha professora e orientadora, ***a Dra. Banashree Sankeshwari****, que sempre me apoiou. Ela é suficientemente amável para me dar conselhos valiosos e especializados ao longo do curso com a maior paciência. Agradeço-lhe por me ter motivado, porque sempre me compreendeu e acreditou em mim. Por me ter levado mais longe do que eu pensava poder ir. As suas críticas construtivas relativamente ao tema ajudaram-me a tornar-me um melhor clínico. Ela não só foi uma professora por excelência, mas também uma grande pessoa cuja moral e valores serão uma fonte de sabedoria para sempre.*

Agradeço sinceramente ao meu Professor e Chefe de Departamento, ***Dr. Raghavendra Adaki****, que tem a visão de um génio. Transmitiu continuamente um espírito de aventura no que respeita à investigação, à inovação e à criatividade. Estou-lhe extremamente grato por ter partilhado o seu precioso tempo e conhecimentos para a realização deste projeto, bem como ao longo do meu curso.*

Estou grato ao Professor ***Dr. Dayanand Huddar*** *pelo seu apoio e orientação constantes. Os seus esforços incansáveis inspiraram-me sempre a trabalhar mais para atingir os meus objectivos.*

Estou grata à Professora Associada ***Dra. Deepti Fulari*** *pelo seu constante encorajamento e bondade. O seu apoio incansável guiou-me sempre para trabalhar mais arduamente no sentido de atingir os meus objectivos.*

Gostaria também de agradecer ao ***Dr. Rohit Dhole****, à* ***Dra. Mokshada Badadre****, à* ***Dra. Aditi Kanitkar, à Dra. Pratiksha Sahare,*** *à* ***Dra. Priyanka Jadhav e ao Dr. Sujeet Patil*** *pela sua ajuda e apoio durante o meu curso.*

Expresso os meus sinceros agradecimentos ao ***Dr. Sharad Kamat****, Diretor do Bharati Vidyapeeth Dental College and Hospital, Sangli, pela sua inestimável ajuda e pela disponibilização de todas as instalações e infra-estruturas necessárias.*

Expresso os meus agradecimentos aos meus colegas ***Dr. Shruti Pardeshi*** *e* ***Dr. Yash Zawar*** *e aos meus colegas* ***Dr. Varsha, Dr. Krishna Haval, Dr. Simran Dewani, Dr. Rushab Parakh, Dr. Atharva Joshi e Dr. Dnyaneshwari*** *Gaikwad* ***por*** *me encorajarem e ajudarem sempre.*

*Gostaria de expressar a minha sincera gratidão aos meus queridos seniores****, Dr. Divya Passanha, Dr. Vijay Kadam, Dr. Samdisha Lulla, Dr. Sakshi Aher****,* ***Dr. Sonica Miyyapuram*** *e* ***Dr. Swateja Survase****, que me deram todo o carinho e amor.*

Como se costuma dizer, os amigos são a cereja no topo do bolo. Por isso, um brinde aos meses que se transformaram em anos, com amigos que se tornaram família. A minha alegria não tem limites para expressar os meus agradecimentos à ***Dra. Shreya Chavan,*** *à* ***Dra. Prassana sawant,*** *à* ***Dra. Jestina John,*** *à* ***Dra. Suryanshi Gande,*** *à* ***Dra. Simran bhudraja ,*** *à* ***Shweta varavdekar*** *por todas as memórias maravilhosas que partilhámos.*

Este reconhecimento estaria incompleto sem mencionar os pilares da minha vida. Reverencio o apoio moral dado com amor incondicional pelos meus pais, ***Sr. Manoj Botadra*** *e* ***Sra. Hetal Botadra****, pelo meu irmão,* ***Sr. Aagam Botadra****, e pelos meus tios e avós, que me apoiaram nos meus estudos superiores****, Sr. Vipul.D.Shah e Sr. Dhirajlal shah****, cujas bênçãos e encorajamento me ajudaram a realizar os meus sonhos.*

Acima de tudo, presto homenagem a ***Deus****, o Todo-Poderoso, por me ter concedido boa saúde, coragem, inspiração, zelo e força para continuar.*

As minhas desculpas àqueles que, inadvertidamente, deixei passar ou esqueci de mencionar nos meus agradecimentos, mas que são igualmente merecedores.

OBRIGADO A TODOS!!!

Índice

COLOCAÇÃO IMEDIATA DE IMPLANTES

INTRODUÇÃO

Nos últimos anos, os implantes dentários revolucionaram o procedimento de reabilitação oral para pacientes parcial e totalmente desdentados e tornaram-se o tratamento de eleição para substituir dentes em falta. Um aspeto importante no campo da implantologia dentária foi a introdução da osseointegração por Branemark em 1977.([1])

Os dentes podem ser perdidos devido a várias razões, como cáries, traumatismos ou doenças periodontais([2]) Na abordagem convencional, é normalmente necessário um período de cicatrização após a extração e/ou enxerto, o que atrasa a colocação do implante e, por fim, a colocação da prótese definitiva. Este tempo de tratamento prolongado deixa o paciente sem dentes. De acordo com a revisão sistemática de Esposito et al, os pacientes preferem protocolos de tratamento de menor duração do que a colocação convencional de implantes com uma abordagem retardada, o que aumenta o tempo de tratamento.([1]) O planeamento da colocação imediata de implantes requer um diagnóstico preciso e uma seleção específica do caso.(([3]) Este procedimento inovador combina a colocação de implantes dentários com a colocação de uma prótese provisória num processo único e sem falhas, pouco depois da extração do dente. Em comparação com os procedimentos tradicionais de colocação de implantes, que requerem um período de espera de vários meses até que a restauração final possa ser fixada.

A colocação de implantes dentários após a extração de dentes é conhecida como implantação imediata. Embora o conceito de colocação imediata tenha sido proposto pela primeira vez por Schulte e Heimke em 1976, a colocação imediata de implantes em seres humanos foi relatada pela primeira vez por Lazzara em 1989. A modificação da superfície dos implantes dentários acelerou a resposta óssea durante a cicatrização do implante. Por outro lado, estudos realizados tanto em animais como em humanos demonstraram que os implantes imediatos colocados em alvéolos pós-extração infectados são um procedimento previsível com taxas de sucesso próximas dos 92%.

A classificação baseia-se na colocação de implantes dentários de acordo com vários intervalos de tempo após a extração do dente - Imediato, Precoce, Atrasado e Tardio.([4])

Os objectivos da colocação imediata de implantes são os mesmos do tratamento faseado convencional: estabilidade primária do implante, fixação rígida suficiente após a cicatrização, posicionamento ideal para a restauração do implante e um resultado estético ideal.([5]) A colocação imediata de implantes tornou-se extremamente popular devido ao menor número de procedimentos, menor tempo de tratamento e menor custo para o paciente. No entanto, os implantes de colocação imediata são mais exigentes e requerem um conjunto de competências especiais por parte do clínico de implantes.

DEFINIÇÃO E CLASSIFICAÇÃO

<u>DEFINIÇÃO</u>

De acordo com a colocação de implantes dentários em **vários intervalos de tempo após a extração do dente**.

Colocação imediata de implantes = no momento da extração

Colocação precoce de implantes = 4-6 semanas após a extração

Colocação tardia do implante = 3-4 meses após a extração

Colocação tardia de implantes = >4 meses após a extração do dente

<u>CLASSIFICAÇÕES</u>

Classificação Misch (1999):

O Dr. Carl Misch é conhecido pelo seu trabalho abrangente em implantologia dentária. Classificou a colocação imediata de implantes com base na densidade óssea e nas condições clínicas: **TIPO I:** Osso cortical denso.

TIPO II: Osso cortical espesso e denso com uma fina camada de osso esponjoso.

TIPO III: Osso cortical fino com osso esponjoso espesso.

TIPO IV: Osso cortical fino e poroso.

DE ACORDO COM O MOMENTO DA COLOCAÇÃO DO IMPLANTE

Hammerle et al (2004):

TIPO I: Em tomadas de extração recentes

TIPO II: Após a cobertura dos tecidos moles (4-8 semanas)

TIPO III: Preenchimento ósseo radiográfico (12-16 semanas)

TIPO IV: alvéolo cicatrizado (>16 semanas)

Esposito et al:

Imediato: Em cavidades de extração recentes

Imediato-atrasado: <8 semanas após a extração

Atrasado: >8 semanas após a extração

Classificação de Tarnow et al. (2006):
O Dr. Stephen J. Tarnow propôs um sistema de classificação que categoriza a colocação e carga imediata de implantes em quatro tipos:

TIPO I: Colocação imediata e provisionalização num local de extração cicatrizado.

TIPO II: Colocação imediata e provisionalização num local com infeção ou patologia.

TIPO III: Colocação imediata e provisionalização com enxerto de tecido mole.

TIPO IV: Colocação imediata e provisionalização num local totalmente desdentado.

Classificação de Salama e Salama (2007):
Os Drs. Maurice e Henry Salama introduziram um sistema de classificação baseado em factores de risco estético:

TIPO 1: Baixo risco estético.

TIPO 2: Risco estético moderado.

TIPO 3: Risco estético elevado.

Elian et al (2007) classificaram os alvéolos de extração anteriores indicados para colocação imediata de implantes em três tipos, com base na presença ou ausência de tecido mole e duro bucal:

Cavidade tipo I: Placa óssea vestibular adequada, juntamente com tecido mole adequado e sem recessão
Cavidade tipo II: Ausência de uma placa óssea vestibular adequada, mas tecido mole adequado e sem recessão
Cavidade tipo III: Ausência de tábua óssea vestibular adequada e perda de osso interdentário, ausência de tecido mole adequado, mas presença de recessão.

Elian et al observaram que apenas os alvéolos de extração do Tipo I devem ser considerados para colocação imediata de implantes . Os alvéolos do Tipo II e do Tipo

III requerem procedimentos regenerativos que envolvem tecidos duros e moles, que devem ser efectuados numa abordagem faseada, pelo que não são adequados para colocação imediata.

Classificação de Buser et al. (2009):

O Dr. Daniel Buser e os seus colegas propuseram um sistema de classificação para a colocação imediata de implantes com base no osso disponível:

TIPO 1: Osso ideal com paredes do alvéolo intactas.

TIPO 2: Defeito na tábua óssea vestibular, mas parede lingual intacta.

TIPO 3: Defeitos nas tábuas ósseas vestibular e lingual.

TIPO 4: Defeitos nas tábuas ósseas vestibular e lingual com perda de osso interproximal.

Chen e Buser (2009):

Imediato: no mesmo dia

Precoce: cicatrização de tecidos moles (4-8 semanas) Cicatrização óssea parcial (12-16 semanas)

Tardio: cicatrização óssea completa (>6 meses)

Randolph R. Resnik (2010):

De acordo com a colocação de implantes dentários, de acordo com vários intervalos de tempo após a extração do dente.

Imediato = no momento da extração **Precoce**

= 4-6 semanas após a extração **Atrasado** =

3-4 meses após a extração **Late** = >4

meses após a extração do dente.

VANTAGENS E DESVANTAGENS

VANTAGENS DA COLOCAÇÃO IMEDIATA DE IMPLANTES

Tradicionalmente, a terapia com implantes envolvia a extração do dente doente, permitindo a cicatrização do alvéolo durante 6-8 semanas, a colocação do implante e, em seguida, a espera pela recuperação e osteointegração do implante durante mais 3-4 meses. Após este tratamento, é necessária uma reentrada cirúrgica para expor os implantes e colocar um pilar protético. Num esforço para garantir a osseointegração dos implantes endósseos, Branemark e colegas sugeriram um período de cicatrização sem stress e sem carga. Frequentemente, os pacientes tinham de esperar até um ano pela substituição de um dente perdido, mesmo depois de terem em conta o procedimento protético. Recentemente, têm sido encorajados períodos de recuperação mais curtos desde o momento da perda do dente até à colocação de aparelhos protéticos em implantes osseointegrados. As vantagens da colocação imediata de implantes são as seguintes

1. A necessidade de pilares angulados pode ser reduzida através do posicionamento do implante no mesmo local que o dente removido.

a. Estética: Se o dente extraído tiver um alinhamento desejável, se o comprimento da coroa complementar os dentes vizinhos, se for mais fácil obter uma papila distinta e se houver um suporte máximo dos tecidos moles, então é possível obter a angulação do dente ou a localização ideal do implante a nível mesiodistal e vestibulolingual.([36])

2. Guia para a colocação correta de implantes([20])

3. Os implantes colocados imediatamente no alvéolo de extração tendem a ter uma osseointegração mais favorável.

4. A colocação óptima do implante em três dimensões(([20,24]))

5. O osso alveolar que se presume ter sido preservado no local da extração do dente.([7,11])

6. Previne a recessão do tecido gengival e a atrofia do rebordo alveolar.

7. A largura e altura do osso alveolar são preservadas, permitindo a utilização máxima

da área de superfície do implante ósseo.[36]

8. Melhor conceção e/ou fabrico de próteses.[32]

9. Melhoria das linhas de chegada e das margens. [32]

10. Melhoria da altura do contorno, do perfil de emergência e da arquitetura interproximal, ou seja, melhor estética dos tecidos moles.[32]

11. A implantação imediata impede a entrada de impurezas no alvéolo.

12. Diminuição do desgaste psicológico do doente pelo facto de não ser necessária uma segunda fase cirúrgica[26].

13. Uma vez que não existe um período de espera para a cicatrização e restauração, muitos pacientes optam pelo tratamento com implantes imediatos.[26]

14. Maior satisfação do paciente quando comparado com a colocação tardia de implantes[25].

15. Um período de tempo reduzido de deficiências funcionais e estéticas.

DESVANTAGENS DA COLOCAÇÃO IMEDIATA DE IMPLANTES-

1. A colocação de implantes imediatamente após a extração não é possível em alvéolos com infecções activas.

2. Aumento da probabilidade de infeção do implante.

3. Menos contacto inicial osso-implante (BIC) %.

4. Para preencher as lacunas e os espaços, é necessário efetuar enxertos.

5. Aumento do risco de complicações e de fracasso do implante[25].

6. O desafio de realizar o encerramento dos tecidos moles.

7. Perda do colar de tecido mole queratinizado marginal se o retalho for libertado e progredido coronalmente para conseguir o encerramento primário.

8. Futuro indeterminado dos níveis de tecidos duros e moles[20]

9. O desafio de alcançar a estabilidade do implante[20]

10. Os implantes com baixa estabilidade primária podem registar micro-movimentos durante a fase de cicatrização.[20]

11. O processo de perfuração menos controlado e sensível à técnica.

12. Se um implante for colocado numa das cavidades radiculares de um dente multirradicular, é conhecido como inserção de implante deslocada.

13. a utilização de materiais de enxerto e de membranas de barreira de colagénio pode aumentar o custo global do tratamento.

14. Impacto da localização do dente - O desalinhamento do dente extraído pode resultar numa angulação desfavorável da fixação.[36]

15. Para conseguir a estabilização pode ser necessário mais osso do que o disponível para além do ápice, particularmente nos casos em que estruturas vitais como o seio maxilar ou o nervo alveolar inferior estão intimamente relacionadas com o ápice do implante.[36]

INDICAÇÕES E CONTRA-INDICAÇÕES

INDICAÇÕES DE COLOCAÇÃO IMEDIATA DE IMPLANTES-

A colocação bem sucedida de implantes dentários imediatos pode produzir resultados comparáveis aos obtidos através de protocolos de colocação precoce e tardia, desde que sejam cumpridas diretrizes críticas específicas. (65) Estas diretrizes podem ser vistas como indicações e contra-indicações para a colocação imediata de implantes e abrangem vários desafios clínicos e anatómicos que os pacientes podem apresentar. (65) Seguem-se as indicações para a colocação imediata de implantes:

1. Dentes perdidos devido a traumatismo com perda óssea mínima associada. (59)

2. Dente assintomático, não restaurável, grosseiramente cariado e sem descarga purulenta.09

3. Dentes designados para extração que não apresentem sinais de infeção ativa, como dor,

   inchaço, sensibilidade ou secreção purulenta. (59)

4. Dentes periodontalmente comprometidos, sem exsudado purulento, necessitando de

   extração e substituição. (59)

5. Dentes adjacentes com bom suporte periodontal e sem sinais de infeção ativa.

6. Incapacidade de efetuar ou completar o tratamento endodôntico. (58,59)

7. Presença de volume ósseo saudável suficiente apicalmente ao alvéolo de extração, facilitando

   a estabilização do ápice do implante. (58)

8. A presença de uma banda de tecido marginal queratinizado adequada, espessa e estável (59)

9. Bases de extração favoráveis à inserção de implantes, assegurando a posição e o eixo corretos para a prótese final. (58)

10. Cavidades de extração com defeitos ósseos mínimos ou inexistentes, com uma percentagem adequada de contacto entre o osso e a superfície do implante, com a possibilidade de enxerto ósseo simultâneo para tratar quaisquer defeitos, resultando em resultados previsíveis. [58]

11. Dimensões do encaixe favoráveis às dimensões planeadas do implante. [59]

12. Casos de fracasso endodôntico ou de fratura radicular. [65]

13. Eventual presença de raiz residual.[65]

CONTRA-INDICAÇÕES DA COLOCAÇÃO IMEDIATA DE IMPLANTES

A colocação de implantes imediatamente após a extração é contra-indicada nas seguintes situações: [59]

1. O dente planeado para extração apresenta sinais de infeção ativa como dor, inchaço, sensibilidade, secreção purulenta, etc.

2. O alvéolo de extração possui um grande defeito ósseo, o que não favorece a colocação imediata de implantes.

3 .Volume ósseo insuficiente apicalmente ao alvéolo de extração para estabilizar o ápice do implante.

4 .Espessura insuficiente do tecido mole marginal estável e queratinizado que rodeia o alvéolo.

5. O alvéolo de extração não proporciona uma posição correta para a inserção do implante e o eixo da prótese final.

6. As dimensões do encaixe não são compatíveis com as dimensões do implante planeado.

7. Os dentes adjacentes apresentam uma infeção ativa ou um mau suporte periodontal.

8. Casos de doenças sistémicas complicadas

9. Entre os grandes fumadores.

10. Quando existe uma grande proximidade de estruturas anatómicas vitais, como o

canal mandibular, o seio maxilar, a cavidade nasal, ou quando as condições clínicas impedem o encerramento primário durante a implantação imediata.([36])

11.em indivíduos com antecedentes de utilização de bisfosfonatos.

12. em indivíduos com um historial de doença periodontal.

13. quando a placa labial não está intacta.

NECESSIDADE DE COLOCAÇÃO IMEDIATA DE IMPLANTES

NECESSIDADE DE COLOCAÇÃO IMEDIATA DE IMPLANTES-

A duração do tratamento e os custos associados são frequentemente preocupações comuns na implantologia dentária. Inicialmente, os implantes eram normalmente inseridos em rebordos bem formados, seguindo um protocolo de uma ou duas fases sem carga. No entanto, as práticas contemporâneas envolvem frequentemente a necessidade de restaurar ou melhorar a arquitetura oral antes ou durante a colocação do implante. Schulte et al. e Lazarra et al. introduziram o conceito de colocação de implantes em locais de extração recentes. Inicialmente, esta abordagem gerou controvérsia relativamente às taxas de sucesso dos implantes submetidos a este protocolo. Ao longo do tempo, foram efectuadas várias revisões da literatura, demonstrando consistentemente taxas de sobrevivência comparáveis entre a colocação imediata de implantes (IIP) e os implantes inseridos em áreas edêntulas totalmente cicatrizadas. A colocação de implantes dentários para substituir dentes em falta é uma opção de tratamento amplamente aceite e estabelecida. De acordo com o protocolo original de 2 fases, a abordagem convencional implicava esperar vários meses após a extração do dente antes da colocação do implante para permitir a cicatrização do osso alveolar.([25]) Este período de espera prolongava significativamente o tempo total de tratamento. Esta abordagem inovadora reduz substancialmente o tempo necessário para completar o tratamento.

As preocupações relacionadas com a utilização de uma abordagem em duas fases, como o protocolo de Branemark, estendem-se a questões como a perda de volume ósseo alveolar.([20]) O periodonto, uma estrutura crítica de suporte do dente, é suscetível a alterações causadas por várias mudanças relacionadas com o dente, como a erupção e a extração.([58]) O processo alveolar, um tecido dependente do dente, é notavelmente influenciado por factores como a forma do dente, a trajetória da erupção do dente e a presença ou ausência de dentes adjacentes.([58]) A extração dentária, um procedimento dentário comum, tem implicações na cicatrização dos tecidos duros e moles na fase pós-extração.([58])

Quando um dente é extraído, o tecido mole que o recobre geralmente sofre alterações estruturais e de composição, além de uma pequena quantidade de perda óssea alveolar, abrangendo alterações horizontais e verticais nos tecidos duros e moles.[37] A pesquisa de Araujo et al. enfatiza o papel significativo do osso do feixe no processo de reabsorção após a extração dentária.[58] Houve perda significativa de volume e altura do osso vestibular.

Nos primeiros três meses após a extração, dois terços da reabsorção ocorre, criando um cenário clínico desafiante[59]. No espaço de um ano após a extração, um estudo realizado por Carlsson GE et al[60] constatou que houve uma perda de 25% do volume ósseo total e uma diminuição global de 4,0 mm na altura do rebordo. De acordo com o mesmo estudo, após apenas três anos, a quantidade de perda óssea aumentou de 40% para 60%. Como resultado, alguns questionaram se um método de duas fases é de facto necessário.

As caraterísticas anatómicas de um alvéolo após a extração dentária diferem significativamente do ambiente do alvéolo após um ano de cicatrização.[21] A integridade do osso cortical vestibular é crucial nos casos que envolvem implantes pós-extração, uma vez que a interação entre o implante e o osso vestibular fino pode levar a consequências inevitáveis, tais como uma reabsorção óssea mais pronunciada e uma exposição mais rápida da superfície do implante.[61]

Para enfrentar estes desafios, são utilizadas várias estratégias. Recomenda-se o enxerto do alvéolo ou a inserção imediata de implantes em locais de extração recentes, juntamente com o enxerto simultâneo do espaço do alvéolo peri-implantar, se necessário. Esta abordagem tem como objetivo evitar a reabsorção, encaixando os implantes com precisão nas paredes ósseas preparadas apenas no seu ápice durante a colocação imediata.[59] No final da fase de cicatrização, o espaço coronal está preenchido, contribuindo para a estabilidade geral e o sucesso a longo prazo do implante. Estas considerações sublinham a importância de um planeamento e intervenção cuidadosos para otimizar os resultados dos procedimentos de implantes pós-extração.

AVALIAÇÃO DOS FACTORES DE RISCO ASSOCIADOS AOS RESULTADOS

AVALIAÇÃO DOS FACTORES DE RISCO ASSOCIADOS AOS RESULTADOS

1. PRESERVAÇÃO DO OSSO ALVEOLAR PÓS-EXTRACÇÃO-

A altura vertical do rebordo alveolar e a largura vestibulolingual diminuem significativamente após a extração de um ou mais dentes. Existe uma variação significativa na quantidade de alterações morfológicas observadas entre indivíduos, que se baseia em múltiplos factores relacionados com o paciente. Para evitar a exposição da superfície do implante, parece ser crucial que o implante imediato seja posicionado corretamente no alvéolo. Tem sido recomendado posicionar o implante lingualmente/palatalmente no alvéolo, apesar de isto poder inicialmente proporcionar um espaço vestibular mais amplo, uma vez que se prevê que o crescimento ósseo no defeito ocorra ao mesmo tempo que a reabsorção da parede óssea vestibular.([25]) O implante imediato pode proteger o osso alveolar após a extração, apesar de existirem resultados contraditórios. Para minimizar a perda óssea, é crucial remover cuidadosamente os dentes, independentemente da altura em que o implante é inserido no osso alveolar. Os danos devem ser evitados, uma vez que a parede vestibular do alvéolo é particularmente vulnerável ao trauma. É aconselhável seccionar os dentes com múltiplas raízes antes da extração.([25])

2. RESULTADO AFECTADO PELA INFECÇÃO DO LOCAL DE EXTRACÇÃO-

A patologia do dente ou dos tecidos periodontais pode afetar significativamente o sucesso do tratamento quando se substitui imediatamente um dente por um implante após a remoção. A infeção no local recetor é uma preocupação notável associada à colocação de implantes no alvéolo de extração e tem sido considerada por alguns autores como uma contraindicação para a utilização deste protocolo. As potenciais fontes de infeção incluem a periodontite marginal, a patologia periapical, os insucessos dos tratamentos endodônticos e as fracturas radiculares ([25]). Estas condições subjacentes podem comprometer o sucesso da colocação imediata de implantes, criando um ambiente desfavorável à osteointegração e à cicatrização. Por conseguinte, a avaliação e a gestão cuidadosas de qualquer patologia existente são considerações essenciais para determinar a viabilidade e o sucesso dos procedimentos de colocação imediata de implantes. Com base nos dados disponíveis, não é adequado desaconselhar a colocação imediata de um implante num local de extração inflamado. Muito pelo contrário, parece aceitável aconselhar o desbridamento completo do alvéolo de extração que tenha sido persistentemente contaminado antes da colocação do implante. Além disso, é razoável tratar pessoas com condições médicas comprometidas com antibióticos. Dado que a utilização de antibióticos pode ter resultados desfavoráveis, como o aparecimento e o desenvolvimento de resistência bacteriana aos medicamentos, é necessário restringir a sua utilização.([25])

3. RESULTADO AFECTADO PELO ESPAÇO ENTRE O IMPLANTE E A PAREDE DO ALVÉOLO

Quando um implante é posicionado num alvéolo (alvéolo dentário) recentemente extraído, pode resultar num espaço entre a superfície do implante e as paredes ósseas circundantes no alvéolo. As dimensões deste espaço são afectadas pela configuração do alvéolo, bem como pelo desenho e largura do próprio implante. Se existir um espaço à volta do implante num local de extração e a colocação for imediata, existe uma probabilidade favorável de cicatrização adequada. No entanto, nos casos em que existe uma falta de cobertura óssea, conhecida como deiscência, o potencial de cicatrização torna-se menos promissor. Continua a ser incerto se uma técnica específica é superior a outras quando se trata de aumentar o osso nestes casos. O sucesso do processo de cicatrização depende de vários factores, incluindo as caraterísticas específicas do alvéolo, o desenho do implante e a condição geral do osso circundante.([25])

4. COLOCAÇÃO DE IMPLANTES IMEDIATOS

O protocolo inicial para o tratamento com implantes recomendava a cobertura dos implantes com mucosa após a colocação para garantir uma osteointegração bem sucedida. Esta abordagem foi motivada, em parte, pelo objetivo de proteger o local do implante da contaminação bacteriana e evitar a carga precoce do implante. Atualmente, a utilização de implantes não submersos (transmucosos) tornou-se uma opção de tratamento bem estabelecida e eficaz, demonstrando um desempenho igual ao da abordagem submersa. Em situações em que ocorrem frequentemente falhas à volta do implante após a colocação imediata, podem ser necessárias intervenções adicionais, como enxertos ósseos ou tratamentos com membranas. Os estudos indicaram taxas de sobrevivência elevadas e uma geração óssea previsível à volta dos implantes imediatos transmucosos tratados com membranas reabsorvíveis e não reabsorvíveis, bem como com enxerto ósseo([25]). No entanto, é importante notar que as provas apresentadas até à data se centram em resultados a curto prazo. É necessária mais investigação e estudos a longo prazo para avaliar de forma abrangente a eficácia e estabilidade de estas abordagens durante um período alargado.([25])

5. RESTAURAÇÃO DE IMPLANTES IMEDIATOS

A extração de um dente induz normalmente efeitos psicológicos negativos nos pacientes. A restauração do dente com um implante pode envolver uma carga funcional imediata/precoce ou uma carga não funcional. No contexto dos implantes dentários, "carga funcional" refere-se à colocação da restauração em oclusão (contacto com os dentes opostos), enquanto que carga não funcional significa manter a restauração fora da oclusão. É crucial diferenciar entre carga funcional imediata e restauração imediata, uma vez que os resultados destas duas abordagens podem variar. Apesar da limitada informação disponível, existem provas que sugerem que tanto a carga funcional imediata/precoce como a carga não funcional de implantes colocados imediatamente podem resultar num prognóstico favorável. No entanto, é importante notar que o sucesso destas abordagens pode ser influenciado por factores como a estabilidade do implante primário.([25])

6. EFEITO DA LOCALIZAÇÃO NOS RESULTADOS-

Quando se insere um implante num novo alvéolo, especialmente se este estiver imediatamente exposto à cavidade bucal (transmucoso) ou imediatamente/precocemente restaurado, as condições de carga podem ser ainda mais importantes para o resultado do tratamento. A posição dos dentes ou implantes nos maxilares afecta a quantidade de forças mastigatórias que lhes são aplicadas. Uma extração de molares deixa normalmente um alvéolo bastante grande devido às tensões mais elevadas nas regiões posteriores. Este facto pode prejudicar a estabilidade primária e aumentar a probabilidade de anomalias ósseas em redor do implante logo após a sua colocação. A qualidade do osso também tem um impacto no sucesso do implante. A densidade do osso alveolar varia significativamente entre os vários segmentos do maxilar, com a região frontal da mandíbula a ter frequentemente a densidade mais elevada e a área posterior do maxilar a ter a densidade mais baixa. Este facto implica que os implantes na maxila que substituem molares ou pré-molares podem ser mais vulneráveis.([25])

Embora a substituição imediata de molares por implantes pareça ser um procedimento seguro, determinadas circunstâncias no local do implante, tais como densidade óssea inadequada, má qualidade óssea ou conflitos anatómicos, podem tornar este protocolo impraticável. Como resultado, a seleção cuidadosa dos casos continua a ser uma componente crucial do planeamento do tratamento.([25])

7. RESULTADO ESTÉTICO

A melhoria da estética é frequentemente citada como uma vantagem notável da colocação imediata ou precoce de implantes. A lógica subjacente é que este protocolo permite a preservação dos tecidos moles e duros. Embora o momento da colocação do implante seja um fator contribuinte, a obtenção de resultados estéticos óptimos envolve a consideração de vários outros elementos cruciais, como: posição e angulação do implante; enxerto ósseo e/ou de tecidos moles; biótipo gengival; desenho do implante; implantes submersos versus não submersos; restaurações imediatas/precoces e procedimentos sem retalho.([25])

8. SATISFAÇÃO do PACIENTE-

Tradicionalmente, o sucesso do tratamento dentário tem sido avaliado principalmente do ponto de vista do médico, considerando factores como a profundidade das bolsas de sondagem, o grau de osteointegração, os níveis de crista óssea, etc. No entanto, é crucial reconhecer que os resultados significativos do tratamento do ponto de vista do paciente podem ser diferentes dos do dentista. Os pacientes dão frequentemente prioridade a experiências subjectivas e a melhorias tangíveis na sua vida quotidiana. Os parâmetros-chave que têm grande importância para os pacientes incluem: Elevado conforto, estética melhorada, melhor função mastigatória, melhor fonética, redução do tempo de tratamento e menos intervenções cirúrgicas. Como resultado, esta abordagem pode aumentar a satisfação do paciente[25].

ANÁLISE DO PLANO DE TRATAMENTO

ANÁLISE DO PLANO DE TRATAMENTO

O planeamento do tratamento com implantes só pode ser iniciado depois de o médico ter confirmado que o paciente se encontra de boa saúde geral e é psicologicamente estável, funcional, anatómica e clinicamente um bom candidato a implantes. Só se os clínicos criarem critérios de seleção de casos extensos é que a terapia com implantes continuará a ser o padrão protético de tratamento para muitas doenças dentárias.([65]) O diagnóstico e o planeamento do tratamento são variáveis críticas para a obtenção de excelentes resultados após a colocação e reparação de implantes colocados logo após a extração dentária.([67]) É fundamental dar prioridade aos problemas individuais de saúde oral do paciente. É também crucial falar sobre as suas necessidades funcionais e estéticas. A palpação e/ou sondagem da mucosa são métodos necessários para determinar o volume ósseo acessível. Para além disso, a radiografia panorâmica e periapical recolhida também ajuda a diagnosticar e a formular o plano de tratamento.([67])

Muitos profissionais de saúde utilizam a radiografia panorâmica. Seguem-se as desvantagens e os perigos da radiografia panorâmica, de acordo com Serman:([69])

a) Deve ter-se em atenção a direção geral do feixe de raios X e a posição vestibulolingual do canal no maxilar modifica a altura do osso acima do canal que aparece na película como estando disponível para implantação.(([69]))
b) Uma assimetria proeminente da crista óssea pode potencialmente enganar o clínico quanto à quantidade de osso acessível.([69])
c) Em certos indivíduos, a crista pode ter um rebordo ósseo fino que se projecta na película panorâmica, mas, na realidade, é pouco provável que este rebordo ósseo seja útil para a acomodação do implante, desde que seja realizado um aumento ósseo.([68])

A etapa fundamental para a elaboração de um plano de tratamento é a avaliação do prognóstico da dentição, com foco específico no resultado esperado para o dente em questão.([70]) Os motivos para a extração do dente abrangem vários factores, tais como uma relação coroa/raiz inadequada, comprimento residual da raiz, nível de ligação periodontal, envolvimento da furca, bem-estar periodontal dos dentes vizinhos relevantes para a localização pretendida do implante, lesões de cárie não restauráveis, fracturas radiculares acompanhadas de postes endodônticos substanciais, reabsorção radicular e dentes com viabilidade duvidosa que necessitem de retratamento endodôntico.[70]

Os dentes com amputação radicular, hemisecção ou procedimentos periodontais avançados, podem levantar incertezas, levando à necessidade de fornecer aos pacientes alternativas bem informadas antes de proceder a esses tratamentos.[70] Da mesma forma, quando se trata de dentes que exibem polpa não vital ou fracturas na margem gengival com raízes mais curtas do que 13 mm, a opção por implantes surge frequentemente como o curso de ação preferido.[70] Os métodos de tratamento tradicionais para estes casos envolvem procedimentos de alongamento de coroas, tratamento endodôntico e colocação de pilares e coroas.[70] É essencial notar que a remoção de 3 mm ou mais da ligação periodontal durante o alongamento da coroa pode resultar em níveis de ligação radicular subóptimos. Estas considerações tornam-se particularmente cruciais quando se avaliam dentes questionáveis para a sua potencial utilização como pilares em próteses parciais fixas. Além disso, uma análise abrangente da relação custo-benefício das várias opções de tratamento é imperativa para tomar decisões bem fundamentadas.[70]

Kois[68] delineia cinco factores de diagnóstico cruciais para alcançar uma estética previsível em casos de peri-implantite de um único dente, quando os implantes são imediatamente colocados em alvéolos de extração. Estes factores incluem a posição do dente em relação à margem gengival livre, a forma do periodonto, o biótipo do periodonto, a forma do dente e a posição da crista óssea antes da extração do dente. Três destes cinco factores envolvem componentes de tecidos duros e moles[20] Por conseguinte, uma avaliação meticulosa destes factores torna-se primordial quando se contempla a colocação imediata de implantes para verificar se o doente possui os elementos de diagnóstico necessários para um resultado bem sucedido. Nos casos de colocação imediata de implantes, a abordagem cirúrgica assemelha-se muito à abordagem tardia, com uma exceção notável no que diz respeito à consideração do deslocamento do implante para o lado vestibular[20] Este fator deve ser cuidadosamente tido em conta durante o planeamento. Compreender as caraterísticas dos tecidos duros e moles que rodeiam o local da cirurgia é imperativo para selecionar adequadamente os casos em que a colocação imediata de implantes é suscetível de ser bem sucedida.

Recomenda-se um mínimo de 4-5 mm de largura óssea na crista alveolar e um comprimento ósseo de, pelo menos, 10 mm desde a crista alveolar até uma distância segura acima da estrutura anatómica mais próxima.[70] Isto assegura uma base adequada para a estabilidade e integração do implante. No entanto, em alguns casos, pode existir uma crista óssea fina na crista, visível em radiografias panorâmicas, que, em termos práticos, pode ser insuficiente para acomodar implantes sem procedimentos adicionais de aumento ósseo. A presença de uma crista com utilidade limitada deve ser considerada durante o planeamento do tratamento. Torna-se essencial avaliar se esta crista fina pode suportar um implante ou se é necessário um aumento ósseo para melhorar a sua adequação à colocação de implantes.

Além disso, o fator de ampliação da máquina panorâmica específica utilizada deve ser conhecido e considerado ao calcular o comprimento admissível do implante. Medições precisas, tendo em conta tanto a largura como o comprimento do osso, juntamente com a consciência das limitações da crista, contribuem para uma avaliação abrangente para uma colocação de implantes bem sucedida e previsível.

Implant placement post **extraction**

Treatment options

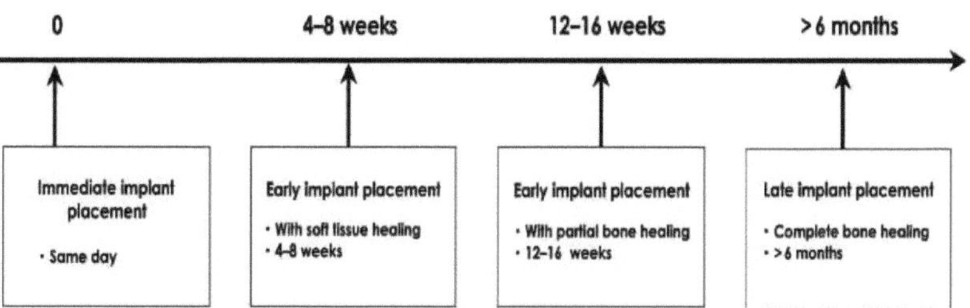

FIGURA 1 : Colocação do implante após a extração

A ITI (Equipa Internacional de Implantologia) delineou quatro opções de tratamento para a colocação de implantes pós-extração, tal como definido em duas III Conferências de Consenso realizadas em 2003 e 2008.([31]) Estas opções de tratamento incluem:

1. **Colocação imediata com carga imediata (Tipo 1):** Nesta abordagem, o implante é colocado imediatamente após a extração do dente e uma restauração temporária é colocada no implante pouco tempo depois.
2. **Colocação imediata com carga precoce (Tipo 2):** Semelhante ao Tipo 1, o implante é colocado imediatamente após a extração. No entanto, uma restauração temporária é colocada no implante numa fase posterior durante o processo de cicatrização.
3. **Colocação atrasada com carga precoce (Tipo 3):** A colocação do implante é atrasada após a extração do dente e é efectuada uma carga precoce com uma restauração temporária.
4. **Colocação retardada com carga retardada (Tipo 4):** Tanto a colocação do implante como a carga com uma restauração são atrasadas, permitindo um período de cicatrização alargado antes da carga.

Relativamente à colocação imediata, tal como referido no sistema de classificação, é considerada "complexa". Esta designação implica que a colocação imediata de implantes após extração dentária coloca desafios que requerem um elevado nível de especialização cirúrgica. Os cirurgiões devem ter uma experiência significativa em vários aspectos, incluindo procedimentos de implantes, enxertos de tecidos duros e moles, extracções e gestão de ambos

complicações precoces e tardias. A complexidade da colocação imediata exige uma avaliação exaustiva dos factores médicos, dentários e psicológicos do doente. Os cirurgiões com um nível avançado de conhecimentos, aptidões e competências são recomendados para estes procedimentos. O reconhecimento da complexidade da colocação imediata enfatiza os potenciais desafios que podem surgir, sublinhando a importância de clínicos experientes que possam navegar e abordar as complicações de forma eficaz.

Colocação imediata de implantes em pacientes com periodontite crónica e agressiva. Antes de decidir se a terapia com implantes deve ser utilizada em indivíduos com um historial de doença periodontal, devem ser considerados os seguintes factores:

1. Um método eficaz para evitar que as infecções se desloquem dos dentes residuais para os implantes é a preparação precoce, que ajuda a monitorizar todos os aspectos do risco e das infecções, eliminando os periodontopatógenos existentes nos dentes residuais dentro da cavidade oral.

2. Os programas rigorosos de terapia periodontal de suporte (SPT), cuja frequência varia consoante a forma, não podem ser administrados a pacientes com uma história de periodontite agressiva da mesma forma que podem ser administrados a pacientes com periodontite crónica. Poderemos prevenir a doença peri-implantar com estes cuidados periodontais de suporte, o que aumentará as hipóteses de sucesso do implante.([71]) Segundo Theodoridis et al., os pacientes com periodontite avançada tiveram uma percentagem de sobrevivência de aproximadamente 97,8% com instalação atrasada, comparada com 100% para pacientes em condições periodontalmente saudáveis.

3. Os indivíduos com periodontite agressiva generalizada parecem ter uma perda óssea marginal mais notória 1 e 3 anos após a carga do implante do que os indivíduos com periodontite crónica. Nos três grupos de pacientes investigados, as alterações dos tecidos moles peri-implantares relativamente à profundidade da bolsa, nível CAL e Gf não parecem apresentar variações estatisticamente significativas. Embora se possam prever taxas mais elevadas de problemas biológicos em pacientes com periodontite agressiva generalizada, a terapia com implantes pode ser aconselhada em pacientes que tenham tratado com sucesso tanto a periodontite crónica como a agressiva.([72])

4. Embora possa diminuir a taxa de sucesso dos implantes, um historial de periodontite não é uma contraindicação para a colocação de implantes. Por conseguinte, um calendário rigoroso de

5. A terapia periodontal deve ser estabelecida para pacientes com um historial de doença periodontal antes de se decidir se se deve proceder à terapia com implantes.([71])

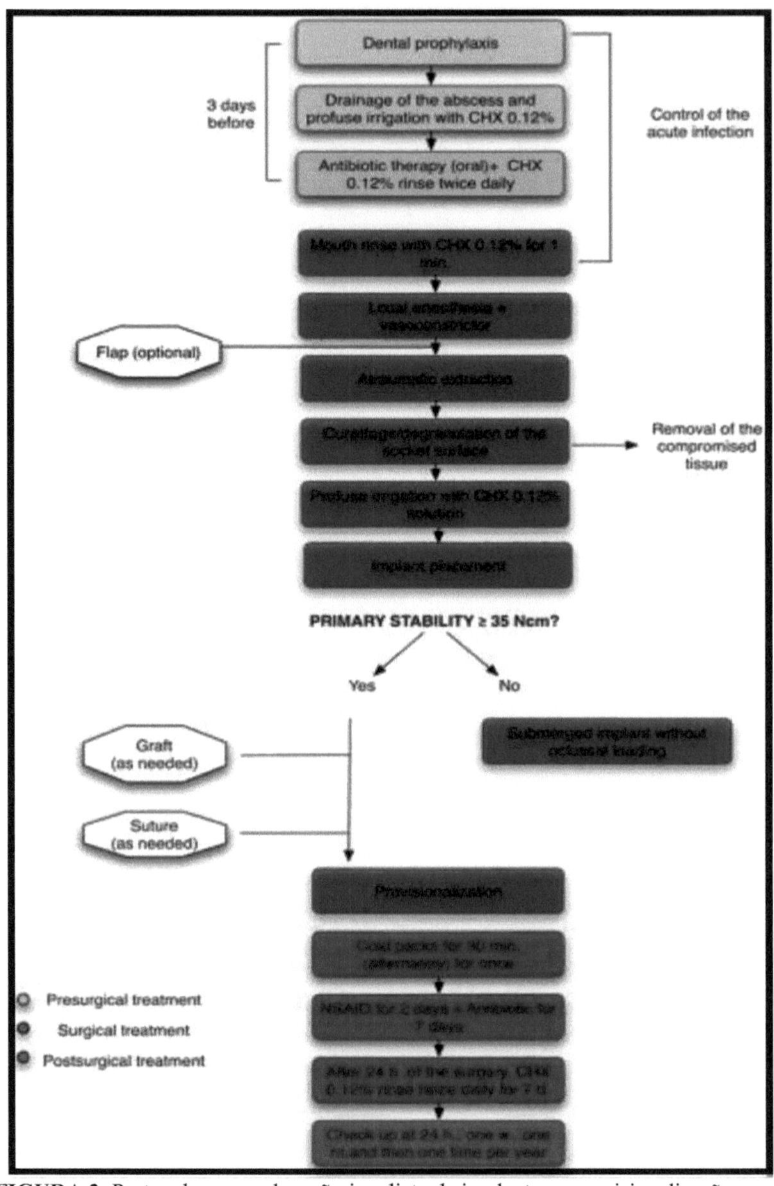

FIGURA 2: Protocolo para colocação imediata de implantes e provisionalização numa cavidade infetada.

OPÇÕES DE TRATAMENTO COM IMPLANTES NO LOCAL DA EXTRACÇÃO

OPÇÕES DE TRATAMENTO COM IMPLANTES NO LOCAL DA EXTRACÇÃO

A) EXTRACÇÃO E INSERÇÃO TARDIA DE IMPLANTES EM ALVÉOLOS CICATRIZADOS

Após a extração do dente, antes da colocação do implante, o alvéolo é deixado a cicatrizar durante 6-8 semanas, com ou sem regeneração óssea guiada simultânea([65])

Indicação:

1. Um dente que apresenta uma infeção contínua.
2. A estrutura óssea no alvéolo de extração não oferece condições favoráveis para a colocação imediata de implantes.
3. Volume ósseo insuficiente abaixo do alvéolo de extração, impedindo a capacidade de fixar eficazmente o implante.
4. Presença limitada de um tecido marginal espesso, estável e queratinizado em redor do alvéolo de extração.

B) EXTRACÇÃO, ENXERTO DE ALVÉOLO E INSERÇÃO TARDIA DO IMPLANTE NUM ALVÉOLO CICATRIZADO

O processo envolve a extração do dente seguida de um enxerto de alvéolo utilizando um substituto ósseo adequado para regenerar dimensões ósseas suficientes no local da extração. O alvéolo enxertado é submetido a um período de cicatrização de 4-6 meses antes da colocação do implante.([65])

Indicações:

1. A presença de um dente sem qualquer infeção ativa.
2. Topografia óssea desfavorável do alvéolo de extração para implantação imediata, caracterizada por um grande defeito ósseo.
3. Volume ósseo inadequado sob o alvéolo de extração, o que constitui um desafio para a obtenção de uma estabilidade adequada para o implante.

4. Disponibilidade limitada de um tecido marginal espesso, estável e queratinizado à volta do alvéolo de extração.

C) EXTRACÇÃO E COLOCAÇÃO IMEDIATA DE IMPLANTES COM CICATRIZAÇÃO SUBMERSA

A implantação imediata no alvéolo de extração pode ser realizada com ou sem enxerto ósseo simultâneo. O local é posteriormente reexposto para descobrir e restaurar o implante após um período de cicatrização de 3-4 meses. [65]

Indicações:

1. O dente envolvido não apresenta qualquer infeção ativa.
2. A topografia óssea do alvéolo de extração é favorável à implantação imediata, com a opção de enxerto ósseo simultâneo em casos com um pequeno defeito ósseo ou sem enxerto ósseo quando não existe defeito ósseo.
3. Existe um volume ósseo suficiente por baixo do alvéolo de extração, garantindo a estabilidade do implante.
4. Uma zona satisfatória de tecido mole marginal espesso, estável e queratinizado rodeia o alvéolo de extração.
5. O implante inserido atinge uma estabilidade primária adequada, variando normalmente entre 2025 Ncm

D) EXTRACÇÃO E INSERÇÃO IMEDIATA DE IMPLANTES COM CICATRIZAÇÃO NÃO SUBMERSA/ABERTA:

Um formador gengival, que emerge dos tecidos moles, é posicionado no topo do implante e o retalho é suturado à sua volta. O local é submetido a um período de cicatrização de 4 a 6 meses antes de o implante ser restaurado. [65]

Indicações:

1. O dente envolvido não apresenta qualquer infeção ativa.
2. A topografia óssea do alvéolo de extração é favorável à implantação imediata.
3. Existe um volume ósseo adequado abaixo do alvéolo de extração, proporcionando estabilidade para o implante.
4. Uma zona suficiente de tecido mole marginal espesso, estável e queratinizado

rodeia o alvéolo de extração.

5. Durante o avanço coronal do retalho para conseguir o encerramento primário, existe a possibilidade de deslocar tecido mole marginal espesso, estável e queratinizado para a crista do rebordo.
6. O implante inserido atinge uma estabilidade primária satisfatória, situando-se normalmente no intervalo de 30-35 Ncm.

E) IMPLANTE IMEDIATO COM CARGA NÃO FUNCIONAL DO IMPLANTE:

O implante é imediatamente inserido no alvéolo de extração e uma prótese provisória é fixada sobre o implante, sendo suturado um retalho à sua volta. A prótese é mantida fora de oclusão (carga não funcional), que é substituída por uma prótese definitiva, em oclusão funcional, após 3-4 meses. [(65)]

Indicações:

1. Dente na região estética.
2. Dente sem qualquer infeção ativa.
3. A topografia óssea do alvéolo de extração permite a colocação imediata do implante.
4. Volume ósseo suficiente para estabilizar o implante apicalmente no alvéolo de extração.
5. Área suficiente de tecido mole marginal queratinizado, espesso e estável em redor do alvéolo de extração.
6. O avanço coronal do retalho para conseguir o encerramento primário pode levar ao reposicionamento do tecido mole marginal espesso, estável e queratinizado em direção à crista do rebordo.
7. O implante inserido atinge uma estabilidade primária satisfatória, superior a 35 Ncm.

F) INSERÇÃO IMEDIATA COM CARGA FUNCIONAL DO IMPLANTE

Na região estética de baixa tensão, é inserido um implante no alvéolo de extração, obtendo-se uma maior percentagem de superfície osso-implante e uma excelente estabilidade primária, normalmente superior a 35 Ncm. Em alternativa, podem ser colocados imediatamente vários implantes nos alvéolos de extração, assegurando uma elevada estabilidade primária. Uma prótese provisória esplintada, concebida para uma oclusão funcional, é imediatamente fixada sobre estes implantes . Esta prótese provisória é posteriormente substituída por uma prótese definitiva de longa duração após a cicatrização dos tecidos moles, normalmente no prazo de 2-3 semanas.[65]

Indicação-

1. Um implante imediato que é colocado no alvéolo de extração numa região com baixas forças oclusais, como a região estética, e que atinge uma percentagem suficiente de BIC e estabilidade primária, como um implante longo estabilizado no pavimento nasal de alta densidade no alvéolo dentário anterior do maxilar ou um implante longo estabilizado no osso basal de alta densidade no alvéolo dentário anterior da mandíbula.
2. Um número de dentes infectados na área estética sem qualquer infeção ativa.
3. A abordagem de implante All-on-4/All-on-6, que envolve a inserção imediata.
4. Uma restauração de arcada completa é aplicada de imediato a muitos implantes no alvéolo de extração.

5. entrega imediata da sobredentadura de implante e inserção imediata.

5. A estrutura óssea dos alvéolos de extração permite a implantação imediata de implantes.
6. Apicalmente aos alvéolos de extração, volume ósseo suficiente para estabilizar os implantes.
7. Garantir a existência de uma zona suficiente de tecido mole marginal espesso, estável e queratinizado à volta dos alvéolos de extração é crucial para o sucesso da implantação imediata.
8. É importante considerar que o avanço coronal do retalho para conseguir o encerramento primário pode potencialmente levar ao deslocamento do tecido mole marginal espesso, estável e queratinizado em direção à crista do rebordo.
9. O resultado bem sucedido da implantação imediata está frequentemente associado ao facto de os implantes inseridos atingirem uma estabilidade primária elevada, normalmente superior a 35 Ncm.

FACTORES QUE DETERMINAM O SUCESSO DA COLOCAÇÃO IMEDIATA DE IMPLANTES

<u>FACTORES QUE DETERMINAM O SUCESSO DA COLOCAÇÃO IMEDIATA DE IMPLANTES:</u>

1. Região de colocação do implante
2. Factores ósseos:
   a. Topografia do alvéolo extraído (defeito ósseo)
   b. Dimensão do osso (altura e largura)
   c. Densidade óssea
   d. Estabilidade primária
3. Tecidos moles
   a. Biótipo
   b. Colar de tecidos moles
   c. Papilas interdentais
   d. Fecho primário dos tecidos moles após implantação e extração de implantes
4. Considerações anatómicas
5. Tipo de implante colocado
6. Forças oclusais
7. Higiene oral
8. Técnica cirúrgica

1. Região de colocação do implante

Região estética - Nos casos em que se pretende uma restauração imediata da estética, particularmente na região estética, podem ser consideradas diferentes abordagens. Se o cenário pós-implantação permitir uma cicatrização aberta e uma restauração imediata (não funcional), pode ser imediatamente colocada uma prótese provisória sobre o implante. No entanto, se o implantodontista optar por um protocolo de cicatrização fechada, pode escolher uma prótese provisória ligada a resina ou suportada por tecido mole para manter a aparência estética do paciente durante o período de cicatrização submerso do implante. [76]

Região não estética - Para evitar qualquer micro-movimento do implante durante o período de osseointegração, é melhor evitar a utilização do alvéolo de extração na zona não estética. A técnica de cicatrização fechada em regiões posteriores não estéticas. Recomenda-se apenas a utilização do protocolo de cicatrização aberta (cicatrização transgengival), colocando imediatamente um pilar de cicatrização sobre o implante submerso se: [33]

i. A topografia óssea do alvéolo pós-extração é favorável.

ii. É difícil conseguir o encerramento primário do tecido mole.

iii. A densidade óssea da zona é favorável (região mandibular posterior).

iv. A estabilidade primária do implante é superior a 30 Ncm.

2. Factores ósseos:

a. Topografia do alvéolo extraído (defeito ósseo)

Desde que o implante seja colocado dentro do envelope ósseo e existam picos ósseos interdentários, os defeitos ósseos podem variar em tamanho e forma. A quantidade de paredes ósseas intactas no alvéolo de extração determina o tipo de terapia com implantes que será utilizada.[59]

-Defeito ósseo favorável, pequeno a médio: Trata-se de defeitos ósseos em que o implante pode ser imediatamente inserido dentro do envelope ósseo e o defeito ósseo pode ser enxertado com sucesso com um resultado previsível.[59]

-Defeito ósseo pequeno a médio desfavorável: O defeito ósseo, onde o implante não pode ser imediatamente inserido dentro do envelope ósseo e as paredes ósseas não fornecem espaço adequado para a regeneração óssea guiada.[59]

OSSEOUS TOPOGRAPHY OF SOCKET	TREATMENT MODALITY
1. Socket with five bony walls	Immediate implantation with simultaneous grafting of peri-implant socket spaces, if required, using any resorbable graft material.
2. Socket with four bony walls	Immediate implantation with simultaneous grafting of peri-implant socket spaces and lost bony wall using autogenous bone or any resorbable graft material covered with a barrier membrane.
3. Socket with three bony walls	Immediate implantation with simultaneous grafting of peri-implant socket spaces and lost bony walls using autogenous bone mixed with any resorbable graft material covered with a barrier membrane supported by the tent screw from underneath for space maintenance.
4. Socket with two bony walls	Option 1. Socket grafting using autogenous bone mixed with resorbable graft material covered with barrier membrane supported by the tent screw from underneath for space maintenance. Implant placement after 4–6 months in healed bone. Option 2. Block grafting and delayed implant placement in the healed bone after 4–6 months.
5. Socket with one bony wall	Block grafting and delayed implant placement in the healed bone after 4–6 months.

FIGURA 3: Tipos de topografia óssea do alvéolo de extração e modalidades de colocação de implantes[59]

b. **Dimensão do osso (altura e largura):**

A escolha do método de tratamento é determinada principalmente pelas dimensões tridimensionais do alvéolo ósseo, bem como pelo volume de osso acessível apicalmente ao alvéolo, de modo a encaixar o implante mais largo e mais comprido com estabilidade inicial e percentagem de BIC suficientes. Normalmente, o alvéolo de extração tem de ter um mínimo de 3-5 mm de altura óssea apical para contactar totalmente com o ápice do implante. É importante ter em mente que o implante deve ser posicionado 3-5 mm apicalmente a qualquer lesão peri-apical não infetada relacionada com o dente extraído.([59])

c. **Densidade óssea:**

De acordo com Polizzi et al.([21]), a qualidade óssea é particularmente crucial quando se pensa em implantação imediata e é um fator preditivo significativo do sucesso do implante dentário . Lekholm e Zarbs (1985) classificaram os tipos de osso da seguinte forma ([68]):

Tipo 1: osso homogéneo e compacto.

Tipo II: Camada espessa de osso compacto que envolve um núcleo de osso trabecular denso.

Tipo III: Camada fina de osso cortical que envolve um núcleo de osso trabecular denso de boa resistência.

Tipo IV: Camada fina de osso cortical que envolve um núcleo de osso de baixa densidade.

A preservação da altura e largura do osso alveolar é um resultado desejável da colocação imediata de um implante. Durante seis meses após a extração do dente, há uma reabsorção óssea prevista. Uma perda de crista óssea com uma concavidade labial é um defeito comum deste tipo de reabsorção. Devido à colocação lingual do implante, a colocação tardia do implante pode levar a uma estética e função prejudicadas. Por conseguinte, em algumas condições, os implantes imediatos poupam osso, permitindo uma colocação de prótese e uma estética mais optimizadas. Uma perda mínima ou inexistente de osso periodontal, osso alveolar suficiente para suporte, osso subapical suficiente e osso crestal denso (osso dos tipos II e III são preferidos e aumentam a probabilidade de sucesso) são frequentemente encontrados na mandíbula parassinfisária.([68]) O sucesso dos implantes imediatos é maior na mandíbula do que na maxila devido à qualidade e quantidade óssea que são superiores na mandíbula. Cornelini et al. apresentaram estudos com taxas de sucesso mandibular de 95% e maxilar de 92%. Quando se encontra osso tipo IV, foi registada uma taxa de insucesso de 35% para implantes dentários.([27]) A obtenção de uma estabilidade primária suficiente para o implante também depende criticamente da densidade do osso apical ao alvéolo e das paredes ósseas do alvéolo. Em comparação com um implante colocado num alvéolo ou osso cicatrizado, um implante colocado no alvéolo de extração atinge uma percentagem de BIC inferior. Além disso, a obtenção de estabilidade primária suficiente do implante pode ser difícil para o cirurgião se a densidade óssea na área do alvéolo for mínima. Isto pode resultar em micromovimentos do implante durante a sua fase de cicatrização e eventual fracasso. Para evitar este problema, o cirurgião de implantes deve seguir os seguintes critérios ao colocar o implante no alvéolo de extração em áreas de osso de baixa densidade([59])

i. Para maximizar a área de contacto entre a superfície do implante e o osso, coloque o implante o mais largo e comprido possível.

ii. Utilizar um implante com um valor de passo elevado e roscas mais profundas para envolver o máximo de osso possível e proporcionar estabilidade primária suficiente.

iii. Osteótomos para condensação óssea.

iv. A plataforma do implante deve ser submersa 1-2 mm apicalmente à crista óssea para evitar micro-movimentos devido a tensões oclusais.

v. O envolvimento bicortical do implante.

vi. Utilização de implantes com superfícies que se integram rapidamente (como superfícies SLA ou anodizadas).

d. **Estabilidade primária**

A estabilidade de um implante pode ser definida como a sua capacidade de suportar forças de carga nas direcções axial, lateral e rotacional.([27]) O exame histológico de uma terapia de implantes dentários imediatos bem sucedida por Garber e Belser et al.([73]) mostrou que a osseointegração exigia pelo menos 3-5 mm de contacto íntimo entre o osso e o implante e é um resultado previsível e eficaz. Sennerby e Roos (2007) ([74]) identificaram os principais factores clínicos que influenciam a estabilidade primária como a qualidade e a quantidade de osso, o desenho do implante e a técnica cirúrgica. Estes factores serão abordados com mais pormenor. A estabilidade primária é fundamentalmente o fator de osseointegração mais importante, de acordo com a investigação, uma vez que facilita a manutenção do osso crítico, a estabilização do coágulo, a prevenção do colapso dos tecidos moles e a prevenção do crescimento epitelial.([68]) A estabilidade primária depende de outros factores de seleção e uma localização ideal do implante imediato deve ter um suporte ósseo alveolar adequado.

A estabilidade primária do implante colocado no alvéolo de extração recente tem um impacto significativo no tipo de terapia com implantes utilizada no alvéolo de extração.([59])

i. Estabilidade primária inferior a 25 Ncm: Para evitar micro-movimentos durante a fase de osseointegração, o implante deve ser submerso para uma cicatrização fechada.

ii. Estabilidade primária entre 25 e 35 Ncm: Pode ser preferível abrir um protocolo de cicatrização não submerso com um pilar de cicatrização/formador gengival imediatamente colocado no topo do implante.

iii. Estabilidade primária superior a 35 Ncm: O implante pode ser imediatamente restaurado com a carga não funcional (fora da oclusão) na região estética.

2. Tecidos moles

Para um doente com elevados padrões estéticos, um implante imediato pode ser a melhor opção. Como mencionado anteriormente, durante os primeiros seis meses após a extração, há reabsorção óssea, o que pode resultar num defeito estético indesejável. Douglass e Merin ([75]) afirmam que "ao manter as papilas interdentais, a escolha de um protocolo de implante imediato facilita muito a estética do tecido gengival peri-implantar e permite a manutenção precoce da forma gengival". Os pilares de cicatrização personalizados que protegem as papilas interdentárias e os tecidos moles da crista podem melhorar ainda mais o sucesso dos implantes imediatos na zona estética (68)

a. Biótipo-

- Biótipo espesso: Pensa-se que os biótipos de tecido mole espesso são ideais para qualquer tipo de procedimento de inserção de implantes no alvéolo de extração, uma vez que são mais resistentes a recessões e infecções. [(32)]

- Biótipo fino: A restauração deste biótipo deve ser concluída antes de selecionar uma estratégia de cicatrização de implantes abertos ou fechados, uma vez que os biótipos finos são mais propensos a recessão e infecções peri-implantares (peri-implantite). Quando o implante está a ser descoberto ou quando foram realizados tratamentos protéticos prévios, o autor recomenda a utilização de enxertos de tecido conjuntivo para converter um biótipo fino num biótipo espesso.([32])

b. Colar de tecidos moles-

Queratinizado: Uma vez que um colar de tecido mole marginal queratinizado é mais resistente contra tracções musculares, recessões e peri-implantite, recomenda-se que o objetivo seja um colar estável com um mínimo de 3-4 mm de espessura à volta da prótese do implante. Dependendo de outros factores, o cirurgião de implantes pode decidir proceder à inserção imediata do implante e à cicatrização com qualquer protocolo, se existir uma quantidade significativa de colar de tecido mole queratinizado em redor do alvéolo.([32])

Não queratinizado: A extração e a inserção tardia do implante no alvéolo cicatrizado devem ser preferidas se um colar de tecido mole marginal fino, móvel e não queratinizado for predefinido à volta do alvéolo. Isto deve-se ao facto de criar uma camada espessa de tecido mole queratinizado sobre o alvéolo cicatrizado, que pode ser deslocado facialmente para o implante inserido no alvéolo cicatrizado. Se o cirurgião preferir inserir imediatamente o implante no alvéolo de extração fresco, deve efetuar o enxerto de tecido mole com a inserção do implante ou no momento da descoberta do implante, para regenerar um colar de tecido mole marginal espesso, estável e queratinizado à volta da prótese final.([32])

c. Papila interdental:

1. Papila intacta: O implante deve ser implantado de imediato e a papila deve ser suportada com uma prótese provisória. Deve ser fornecida uma prótese provisória anatómica ligada aos dentes vizinhos para suportar a papila intacta se o implante não puder ser imediatamente restaurado.([32])

2. Papila ausente ou comprometida: A abordagem submersa pode ser utilizada para colocar o implante. Se as pupilas tiverem desaparecido, podem ser reformadas durante a descolagem do implante utilizando a técnica de incisão na ponta dos dedos. [(32)]

d. Encerramento primário dos tecidos moles após implantação e extração de implantes:

Um enxerto de tecido conjuntivo epitelizado espesso retirado do palato do doente pode ser suturado sobre o implante submerso se o fecho primário do tecido mole parecer difícil de obter e as circunstâncias clínicas que rodeiam a inserção do implante forem desfavoráveis à cicatrização não submersa. Como alternativa, a entrada do alvéolo pode ser coberta pelo cirurgião de implantes utilizando a membrana de barreira de citoplasma não reabsorvível. Pode ser utilizada uma sutura em forma de oito para imobilizar esta membrana se esta for deixada exposta na cavidade oral. (32)

3. Considerações anatómicas

O local de extração desempenha um papel importante na determinação do sucesso global do implante. Os aspectos importantes da morfologia do local de extração residual incluem a inclinação axial (declive), a dilaceração e a localização do ápice do alvéolo. [68] Uma vez que a orientação da raiz afecta diretamente a angulação do implante, é necessário avaliar a orientação da raiz. Como os caninos e os incisivos superiores têm formas curvas, o eixo longo da coroa e o eixo longo da raiz não são paralelos. Nestas circunstâncias, a colocação do implante ao longo do eixo longo do alvéolo de extração (eixo longo da raiz) pode originar implantes angulados bucalmente. [68]

É necessário avaliar a forma da raiz (redonda, em forma de fita, etc.) porque afecta diretamente a angulação do implante e o tipo de interação implante-osso que pode ser antecipada quando o implante é inserido. Dada a gama restrita de diâmetros de implantes (a maioria dos quais são 3,75 e 4,0 mm), é lógico presumir que a forma do alvéolo de extração cria espaços entre o implante e o local ósseo preparado. Existem três tipos de interfaces implante-osso: Tipos I, II e III. [68]

Tipo I: É o tipo ideal. Envolve um implante que tem toda a sua periferia preenchida com osso recém produzido. Quando são retirados dentes pequenos ou quando os dentes excisados têm doença periodontal e o tamanho do alvéolo remanescente é mínimo, isto pode ser conseguido quando a raiz é mais pequena do que o implante. A interface de tipo I pode ser formada

- Inserindo o implante suficientemente fundo no alvéolo para encaixar apenas a secção apical do alvéolo e o osso preparado para além do ápice
- Através da realização de uma alveolectomia, que permite inserir o implante no osso basal e não no osso alveolar. [68]

Tipo II: A parte apical do implante é fixada no osso recém-preparado, mas existe um espaço na parte coronal do implante. Ao trabalhar com implantes imediatos, existe uma maior probabilidade de haver espaço entre o implante e o alvéolo preparado devido às várias formas e tamanhos das raízes. (68)

Tipo III: Quando existe espaço ao longo do bordo lateral do implante, esta condição ocorre. Esta pode ser a causa do atraso no desenvolvimento do processo de implantação imediata, uma vez que os investigadores podem ter-se preocupado primeiro com este espaço como uma potencial fonte de fracasso. (68) A classificação pré-operatória dos locais de extração por **Salama e Salama** (36) baseia-se no conceito tradicional de anomalias intra-ósseas periodontais. Separaram os locais de extração em três categorias, tendo cada tipo qualidades únicas

Tipo 1: Ideal para implante imediato devido a alvéolos de 4 ou 3 paredes com reabsorção óssea mínima, osso suficiente disponível para além do ápice, uma discrepância aceitável entre a cabeça do acessório e o colo dos dentes adjacentes e recessão gengival controlável ou a estética não é essencial.

Tipo 2: Necessidade de aumento ortodôntico extrusivo devido a deiscência >5 mm, uma discrepância substancial entre a cabeça de fixação e os colos dos dentes adjacentes, e recessão significativa ou a estética é essencial

Tipo 3: Não adequado para implantação imediata devido a uma dimensão óssea vertical e vestibulolingual inadequada, recessão e perda grave da tábua óssea vestibular e defeitos circunferenciais e angulares graves.

Deve-se considerar a proximidade de estruturas como o feixe neurovascular alveolar inferior, as concavidades sublinguais mandibulares, o forame mental e os seios maxilares. Para melhorar a osseointegração, é preferível ter 3-5 mm de osso sadio para além do ápice. (27) Por último, o local da extração tem de ser adequado para encaixar um implante dentário comercial que tenha sido cuidadosamente escolhido.

4. Tipo de implante colocado

1. Implante cónico: Uma vez que a área de contacto entre o dispositivo de fixação e o osso será sempre pequena, a fixação inicial é crucial para a inserção imediata do implante numa extração. Consequentemente, um implante cónico com uma fixação inicial superior é preferível aos implantes com corpos paralelos. (76)

2. O implante auto-roscante: Concebido para promover uma forte ancoragem/estabilidade inicial para a pequena quantidade de osso saudável presente apicalmente ao alvéolo de extração, o implante com roscas mais profundas auto-roscantes/auto-cortantes no ápice é preferido para casos de implantação imediata. (76)

3. Implantes largos: O implante é selecionado com um diâmetro capaz de minimizar o espaço entre a superfície do implante e as paredes do alvéolo. A razão pela qual se recomenda um diâmetro largo é o facto de ser favorável à fixação inicial e não necessitar de geração óssea guiada. Os implantes cónicos de diâmetro largo que diminuem de tamanho na porção apical obduram o alvéolo, eliminando a necessidade de membranas ou de regeneração óssea guiada. Os diâmetros apicais decrescentes escalonados evitam perfurações da concavidade através da placa labial. (76)

4. Desenho coronal cónico posterior (mudança de plataforma): Para implantação imediata no alvéolo de extração, os implantes com o design de rosca coronal inversa, como o Nobel Active da Nobel Biocare, são preferidos porque evitam que a pressão se acumule contra as margens finas da crista óssea do alvéolo de extração, o que poderia levar à reabsorção óssea da crista . Permite um ambiente sem stress na região da crista alta para a formação de coágulos e a regeneração de uma boa quantidade de tecido duro e mole à volta da sua parte coronal inversa. Isto não só previne a reabsorção óssea da crista, como também permite a formação de tecido mole espesso na crista, resultando numa estética de tecido mole elevada à volta da prótese final. (76)

<u>Superfície do implante</u>: Os implantes TiUnite (Nobel Biocare) ou SLA são as melhores opções porque numerosos estudos demonstraram a sua capacidade de promover uma osteointegração precoce e melhorada, o que melhora a previsibilidade do tratamento em pacientes com implantes imediatos.(76)

5. **Forças oclusais-**

Uma vez que as tensões oclusais nas regiões anteriores do maxilar e da mandíbula são muito mais baixas do que nos segmentos posteriores, os implantes colocados nas cavidades de extração destas regiões podem normalmente ser restaurados com carga não funcional imediatamente para satisfazer os requisitos estéticos do paciente. A restauração/carga imediata de um único implante deve ser evitada no segmento posterior. (59)

6. **Higiene oral**

Antes da colocação do implante no alvéolo de extração, a higiene oral do paciente deve ser tratada com planeamento radicular, destartarização e outras técnicas. Nestas situações, é melhor seguir o regime de cicatrização fechada para evitar quaisquer infecções pós-implantação. [32]

7. **A técnica cirúrgica:**

1) O procedimento cirúrgico é normalmente efectuado com o doente sob anestesia local, podendo ser utilizada sedação consciente, se necessário, para maior conforto.

2) A utilização de uma técnica de extração atraumática é crucial para o sucesso dos implantes imediatos. Esta abordagem tem como objetivo minimizar o trauma durante o processo de extração, permitindo a preservação da maior quantidade possível de osso. Com esta técnica, é possível manter o osso da tábua bucal, evitando perfurações ou fracturas no osso alveolar. Esta preservação é essencial, pois sem ela, a colocação imediata de implantes pode ser contra-indicada.

3) O alvéolo é desbridado e irrigado para remover os restos de tecidos doentes e necróticos.

4) A construção do retalho de tecidos moles deve ter em conta determinadas caraterísticas essenciais.

Sugere-se uma incisão horizontal através do palato para evitar qualquer cicatrização dos tecidos gengivais labiais na arcada maxilar anterior, onde o paciente apresenta um sorriso alto e uma exposição considerável do tecido gengival. Da mesma forma, uma incisão vertical na região posterior da mandíbula - onde o nervo mental deixa o forame - proporcionará uma libertação suficiente do retalho de tecido mole, permitindo uma exposição adequada do local da cirurgia. Depois de o alvéolo de extração ter sido suficientemente desbridado para expor o local da cirurgia, é utilizada a perfuração óssea para preparar o local da osteotomia. Para a osteotomia, é utilizada uma ferramenta de perfuração de baixa velocidade (menos de 2000 rpm) com um binário controlado. Deve evitar-se cuidadosamente o esmagamento e/ou a formação de manchas no osso sobre os espaços medulares, bem como um sobreaquecimento superior a 47°C, o que deve ser conseguido com uma perfuração a baixa velocidade e um arrefecimento suficiente. A localização e a inclinação do implante pretendidas podem ser estabelecidas com a ajuda de gabaritos cirúrgicos equipados com marcadores radiográficos. Durante a preparação do local de implantação, devem ser eliminados os fragmentos ósseos presentes nas ranhuras da broca. É indicada uma gama graduada de diâmetros de broca. O fecho dos tecidos moles e a colocação do implante podem diferir entre sistemas de implantes submersos e não submersos, bem como entre sistemas de implantes de uma e duas fases. O retalho de tecido mole é fechado para o sistema de implante submerso ou de duas fases, depois de o implante estar posicionado e coberto com uma tampa de cicatrização. [(27)]

Pensa-se que um dos elementos mais importantes de uma técnica de implante imediato é o fecho do retalho. A aplicação clínica de quatro designs de pré-extração distintos produziu resultados igualmente satisfatórios:

a) incisão de libertação periosteal e incisões verticais, um método semelhante ao encerramento do retalho bucal de uma fístula oroantral, para permitir uma mobilidade adequada do retalho bucal

b) rotação do retalho bucal

c) um auto-enxerto de tecido conjuntivo posicionado por baixo das margens do retalho

d) Enxerto gengival autógeno: tecido conjuntivo e epitélio.[(36)]

Depois de cobrir o implante com o conformador gengival no sistema de implante de uma fase, o tecido mole é selado. O importante é ter em atenção o posicionamento do implante na zona anterior, 1-3 mm sub-crestal, para uma emergência estética. Dependendo se o sistema de implantes é de duas ou de uma fase, a prótese removível ou a coroa provisória acrílica aparafusada é posicionada após o encerramento do tecido mole.

Durante duas semanas, o doente é instruído a utilizar elixires bucais contendo clorexidina a 0,2% para obter um controlo ótimo da placa bacteriana no local da cirurgia do implante. [(27)]

FIGURA 4: Diretrizes clínicas para resultados estéticos quando se utiliza o protocolo de implante imediato.

- Thick and intact buccal bone wall
- Thick gingival biotype
- Minimal trauma in tooth extraction
- Presence of at least three socket walls—ideally four walls
- Implant design
- Implant shoulder should be placed 2-3 mm apical to anticipated gingival margin
- Primary implant stability
- Slight palatal/lingual positioning of implant
- Fill the gap

A REGRA DOS CINCO TRIÂNGULOS PARA A TOMADA DE DECISÕES

➢ **A REGRA DOS 5 TRIÂNGULOS PARA A TOMADA DE DECISÕES**

Existem 5 aspectos-chave a seguir na colocação de um implante imediato para obter resultados favoráveis, estes são os 5 triângulos". ([32])

1. Estabilidade primária quando existe osso apical
2. A presença de placa bucal
3. Distância de salto (Preenchimento do espaço entre a placa vestibular e o implante)
4. Biótipo do tecido
5. Desenho de implantes

1. Estabilidade primária quando existe osso **apical**

É necessário ter osso suficiente apicalmente ao alvéolo removido para colocar um implante imediato. São necessários cerca de 2-4 mm de osso apical ao alvéolo para aumentar a probabilidade de adquirir uma âncora estável e, consequentemente, estabilidade. Isto pode ser melhorado pelo tipo de implante cónico que está a ser utilizado.([32])

2. A presença de placa bucal

Num estudo multicêntrico abrangente realizado por Spray et al, que envolveu 2667 implantes, os resultados revelaram que ocorreu uma perda óssea mínima em locais onde existia um mínimo de 1,8-2,0 mm de osso facial. Isto sublinha a importância da espessura do osso vestibular como um fator crucial na previsão da reabsorção da placa vestibular. O osso bucal desempenha um papel fundamental, especialmente no primeiro triângulo, na prevenção de complicações estéticas associadas aos implantes dentários. De acordo com os conhecimentos de Grunder et al, a presença de uma placa vestibular de 2 mm é considerada essencial para evitar a recessão dos tecidos moles à volta dos implantes dentários. A manutenção de uma largura óssea vestibular horizontal de, pelo menos, 2 mm na conclusão da fase de reabsorção é destacada como uma orientação crítica. Esta largura restante é essencial para acomodar a reabsorção óssea peri-implantar cónica dentro dos limites da parede óssea.

Os locais com colocaçço imediata de implantes apresentaram um deslocamento apical percetível da placa vestibular e nenhuma perda óssea vertical no aspeto lingual. Entre as cristas alveolares vestibulares e linguais, as discrepâncias verticais médias foram de cerca de 1 mm.[21]

3. Distância de salto (Preenchimento do espaço entre a placa vestibular e o implante)

Em certos casos, os tecidos marginais podem não se adaptar corretamente ao pilar de cicatrização. A extensão do espaço desempenha um papel crucial na determinação da resposta subsequente dos tecidos. Quando existe um espaço amplo, o tecido conjuntivo tende a formar-se entre o aspeto coronal do implante e o osso circundante. Em contrapartida, os espaços mais pequenos promovem o preenchimento ósseo entre o implante e o osso adjacente. Este preenchimento ósseo pode ocorrer naturalmente ou ser facilitado através da utilização de materiais de enxerto ou membranas de barreira. Em termos práticos, quando é identificada uma lacuna óssea, muitas vezes não se tenta avançar cirurgicamente o retalho. Em vez disso, deixa-se que o processo natural de cicatrização ocorra, quer com a formação de tecido conjuntivo em fendas mais largas, quer com o preenchimento ósseo em fendas mais pequenas. A decisão sobre a forma de gerir a fenda depende de vários factores, incluindo a dimensão da fenda, a resposta tecidular pretendida e o plano de tratamento global.

A técnica descrita envolve a colocação de uma pequena quantidade de aloenxerto ou material aloplástico entre a margem óssea e o pilar do implante, deixando o material exposto. Ao longo de algumas semanas, parte do material pode esfoliar e a mucosa gengival migrará sobre o material exposto, facilitando uma cicatrização sem intercorrências. É essencial compreender que a colocação de materiais como osso bovino, aloenxertos ou outras substâncias, com ou sem membranas de barreira, tem como principal objetivo suportar ou melhorar os contornos dos tecidos moles. No entanto, não se deve depender exclusivamente destes materiais para melhorar a osteointegração, a ligação estrutural e funcional direta entre o osso vivo e a superfície de um implante de suporte de carga. Em vez disso, são normalmente utilizados para preencher espaços vazios, e podem ser escolhidos vários materiais, como osso desmineralizado liofilizado, osso autógeno e hidroxiapatite, com base em considerações clínicas.

É de salientar que a literatura citada não fornece uma indicação clara da superioridade de qualquer composto específico ou da sua necessidade no contexto da implantação imediata. Durante o período inicial de cicatrização, observa-se que as partículas de aloenxerto estão rodeadas por osso recém-formado, o que indica a sua capacidade de condução óssea. No entanto, é de salientar que não estabelecem uma verdadeira continuidade com o osso do alvéolo . A estrutura interna destas partículas exibe a presença de lacunas vazias de osteócitos, indicando a sua interação com células ósseas. Estas partículas demonstram um elevado grau de biocompatibilidade com o tecido circundante e são predominantemente substituídas por osso recém-formado no prazo de três meses. Nomeadamente, a sua maior capacidade de reabsorção em comparação com xenoenxertos ou outros biomateriais resulta num menor número de partículas residuais. Esta caraterística contribui para que a estrutura óssea regenerada seja mais semelhante ao osso original.

No contexto da cirurgia de implantes dentários, a utilização de um aloenxerto de cortical óssea mineralizada, combinado com uma membrana de colagénio, tem demonstrado benefícios significativos. Esta combinação conduz a uma redução notável da reabsorção óssea vestibular e lingual, particularmente quando comparada com a utilização do aloenxerto de cortical óssea mineralizada isoladamente. A membrana funciona como uma barreira, mantendo o aloenxerto de cortical óssea mineralizada no local durante todo o período de cicatrização. A verdadeira vantagem da utilização de um aloenxerto de cortical óssea mineralizada juntamente com membranas na cirurgia de implantes reside na preservação do volume ósseo e na melhoria da osteointegração. É razoável assumir que existem espaços entre o implante e o local ósseo preparado devido à forma do alvéolo de extração. A interface implante-osso pode ser classificada como tipo I, II ou III. Relativamente ao espaço entre a parede do alvéolo e o implante, foi referido que se a distância de salto for superior a 2 mm, recomenda-se o enxerto. Distâncias menores podem cicatrizar espontaneamente. No entanto, existe atualmente uma controvérsia sobre qual é o melhor material de enxerto (auto-enxerto, xenoenxerto ou aloenxerto), e qual deve ser o tamanho do espaço (1-2mm).(([24]))

Tipo 1: Isto pode ser conseguido quando a raiz é mais pequena do que o implante e é frequentemente observado quando são extraídos dentes pequenos ou quando os dentes extraídos sofreram de doença periodontal e o tamanho do alvéolo remanescente é mínimo. A interface do tipo I também pode ser criada quando é efectuada uma alveolectomia, permitindo assim que o implante seja colocado no osso basal em vez de no osso alveolar.[59]

Tipo II: O espaço está presente no aspeto coronal do implante, enquanto a porção apical do implante é fixada em osso recentemente preparado.[59]

Tipo III: A situação do Tipo III ocorre quando existe espaço ao longo do bordo lateral do implante. Esta pode ser a razão pela qual o procedimento de implantação imediata demorou a desenvolver-se, uma vez que este espaço pode ter inicialmente preocupado os investigadores como um possível modo de fracasso. [59]

4. **Biótipo do tecido** - O biótipo gengival do paciente é uma consideração crucial nos procedimentos de implantes dentários, sendo que um biótipo espesso é mais favorável do que um biótipo fino. Os biótipos são frequentemente categorizados com base na espessura do tecido, sendo os biótipos fino e espesso tradicionalmente definidos como inferiores a 1,5 mm e superiores a 2 mm, respetivamente. A probabilidade de recessão da mucosa em redor dos implantes dentários foi elevada nos biótipos de tecido fino.[65]

5. **Desenho do implante** - A biomecânica do ambiente onde é colocado um implante imediato é afetada por vários desenhos de implantes. Os implantes auto-roscantes, que comprimem o osso alveolar após a implantação, foram criados para melhorar a estabilidade primária.

CICATRIZAÇÃO APÓS COLOCAÇÃO IMEDIATA DE IMPLANTES

CICATRIZAÇÃO APÓS A COLOCAÇÃO IMEDIATA DE IMPLANTES:

Utilizando o modelo de câmara de ferida, Berglundh et al.[79] avaliaram histologicamente as fases iniciais da integração óssea após a implantação cirúrgica de implantes endósseos de titânio em cristas cicatrizadas.

Inicialmente, o tecido de granulação e o coágulo preenchem a câmara vazia da ferida.

Este tecido de granulação foi rapidamente substituído pela matriz de tecido conjuntivo provisório.

Durante a 1ª semana - Na primeira semana, o leito de formação óssea aposicional serve como ponto inicial de contacto entre a matriz e o osso parental, embora o osso também se possa desenvolver diretamente na superfície do implante a uma distância do osso parental.

O osso primário ou imaturo formado nesta fase é caracterizado por osso tecido. Esta estrutura óssea inicial sofre uma remodelação, passando para um estado mais organizado com formação de osso de fibras paralelas e/ou lamelar. Simultaneamente, a medula óssea preenche toda a câmara, indicando a progressão para um ambiente ósseo mais maduro.

Percentagem de BIC:

4 dias-6,3%

Após 1 semana -24,8%

Ao fim de 12 semanas - 65%.

O estudo realizado por Vignoletti et al.[80] investigou o processo de osseointegração após a instalação do implante num alvéolo de extração recente. As principais observações em intervalos de tempo específicos são as seguintes:

- **Após 4 horas:**

O interior da câmara criada pela instalação do implante foi ocupado por tecido não mineralizado.

Este tecido era composto principalmente por eritrócitos e restos de osso, juntamente com detritos resultantes do processo de perfuração.

Nomeadamente, foram identificados restos do ligamento periodontal, que se liga ao osso do feixe, dentro da câmara.

- **Após 1 semana:**

  Nesta fase, a câmara da ferida estava predominantemente preenchida com tecido de granulação.

  O tecido de granulação apresentava uma composição rica em células semelhantes a fibroblastos inseridas numa matriz extracelular semelhante à fibrina.

Apesar da presença de tecido de granulação, a modelação óssea estava ausente na câmara da ferida. No entanto, o osso de base que rodeava o local do implante apresentava áreas abundantes de remodelação óssea.

A comparação das duas investigações mostra semelhanças nos aspectos quantitativos e qualitativos dos processos de produção de osso novo e de osteointegração.

No entanto, foi observada uma fase de remodelação osteoclástica mais proeminente nas primeiras duas semanas do modelo de implante imediato, o que esteve associado a um declínio de cerca de 10% do BIC entre a [4ª] e [a] 1ª semana após a inserção do implante.

Foi sugerido por Greenstein, Cavallaro, et al ([81]) quais os factores que afectam o processo de cicatrização do tecido mole e do osso circundantes.

1. Elevação do retalho: A reabsorção óssea pode ocorrer quando um retalho é elevado e o fornecimento de sangue é interrompido.

2. Tamanho da fenda óssea horizontal: As lacunas inferiores a 2 mm fecham-se naturalmente sem necessidade de enxertos ósseos ou barreiras, quer estejam submersas ou não.

3. Biomateriais - Osso autógeno, hidroxiapatita e osso desmineralizado liofilizado foram utilizados como materiais de enxerto. Todas as abordagens ofereceram uma resolução

insuficiente e clinicamente satisfatória.

4. Espessura bucal: as osteotomias em cristas cicatrizadas com uma placa bucal com ≥2 mm de espessura normalmente não reabsorvem o osso verticalmente, enquanto as paredes da osteotomia com menos de 2 mm de largura mostram evidência de perda óssea (estes resultados também se podem aplicar às paredes do alvéolo, mas é necessária mais investigação). Vários autores recomendaram o aumento de tecido duro para manter o nível da crista óssea se a espessura do osso vestibular fosse inferior a 2 milímetros.

5. Bucolingual - A reabsorção óssea é tanto maior quanto mais próximo o implante estiver da placa bucal.

6. Posição dos implantes - implantes de grandes dimensões que invadem a placa vestibular causam mais perda óssea do que preservação óssea. Os implantes posicionados para vestibular apresentam três vezes mais recessão do que os implantes posicionados para lingual (1,8 mm versus 0,6 mm).

7. Número de paredes ósseas: Os defeitos com três paredes, que se assemelham ao espaço entre a superfície do implante e o osso, são os que cicatrizam melhor. O coágulo e o osso crescerão no espaço se este não for perturbado.

8. Superfície do implante - Em comparação com as superfícies maquinadas, as superfícies texturizadas dos implantes oferecem uma maior área de superfície e uma melhor osseointegração.
9. Papel dos dentes adjacentes - Os implantes imediatos colocados em muitas cavidades adjacentes resultaram numa maior perda óssea do que os implantes colocados numa única cavidade adjacente a dentes saudáveis.

Alterações nos tecidos duros após a colocação imediata de implantes

De acordo com Botticelli([82]) e colegas, após a colocação de um único implante instantâneo no maxilar, as dimensões horizontais da tábua óssea vestibular são reduzidas em mais de 50%. A localização dos implantes na maxila anterior e a existência de uma parede vestibular fina evidenciaram uma perda óssea vertical média de 1 mm. As variações na reabsorção óssea horizontal foram largamente determinadas pela espessura da parede óssea vestibular. Da mesma forma, a localização dos implantes e a espessura da parede óssea vestibular tiveram um grande impacto nas alterações verticais (22)

Alterações dos tecidos moles após implantes imediatos

Os estudos com um período de observação de 3 anos ou mais indicaram uma recessão do tecido marginal de pelo menos 1 mm. As seguintes variáveis afectaram a recessão do tecido marginal:

1. Posição do implante: Os implantes posicionados bucalmente têm normalmente uma recessão maior.
2. Os casos de biótipo fino apresentaram uma maior recessão em relação aos casos de biótipo gengival.([22])

CARGA IMEDIATA DE IMPLANTES

INTRODUÇÃO E DEFINIÇÃO

CARGA IMEDIATA DE IMPLANTES

INTRODUÇÃO

A restauração o mais cedo possível para obter uma forma e função adequadas é uma caraterística de todas as especialidades cirúrgicas([83]) Este princípio está subjacente ao conceito de carga imediata de implantes dentários. O desejo do paciente de encurtar o período de tratamento e de evitar uma condição edêntula na região anterior encorajou a introdução de um protocolo de carga imediata (IL). Ledermann foi o primeiro a documentar uma cicatrização bem sucedida após IL de implantes colocados na parte anterior da mandíbula e esplintados em conjunto com uma barra para suportar a sobredentadura.([84]) A carga imediata de implantes orais foi definida como uma situação em que a superestrutura é fixada aos implantes no máximo 72 h após a cirurgia (Aparicio et al. 2003; Cochran et al. 2004)([85]) O conceito de implante de carga imediata tornou-se popular na profissão dentária porque permite que os pacientes tenham a possibilidade de combinar os procedimentos cirúrgicos e protéticos numa única consulta. O conceito de implantes de carga imediata envolve uma cirurgia de primeira fase não submersa, com a carga imediata dos implantes com uma prótese provisória ou definitiva.

São necessários vários requisitos para garantir o sucesso a longo prazo dos implantes de carga imediata. Estes incluem: excelente estabilidade do implante, excelente densidade óssea para o leito do implante e eliminação de micromovimentos na interface osso-implante durante o período de cicatrização. ([5]) Esposito et al. definiram 3 protocolos para a calendarização da carga dos implantes: implantes de carga imediata (ILI), no prazo de 2 semanas após a colocação do implante; implantes de carga precoce (ELI), entre 2 semanas e 3 meses; e implantes de carga convencional (CLI), após 3 meses da colocação do implante. Duas subclassificações indicam as diferentes modalidades de carga: 1) Carga oclusal ou carga não oclusal, 2) Carga direta ou carga progressiva. ([87]) | Schnitman et al foram os primeiros a discutir a possibilidade de utilizar uma prótese parcial fixa para carregar imediatamente implantes sem comprometer a sobrevivência dos implantes a longo prazo.([84])

Vários estudos experimentais demonstraram que a carga imediata de implantes roscados não conduz necessariamente à cicatrização do tecido fibroso. Em vez disso, os resultados experimentais, tanto na mandíbula como no maxilar, mostraram que foi encontrado um contacto osso-implante de até 93% da parte intra-óssea do implante (Piattelli et al. 1997; Ledermann et al. 1999; Rocci et al. 2003a), e que foi observada a osteointegração de implantes com carga imediata, mesmo em fumadores pesados (Romanos & Johansson 2005).([85])

O sucesso estético dos procedimentos de colocação imediata de implantes e provisionalização é influenciado por uma série de factores que podem ser categorizados como intrínsecos e extrínsecos. Os factores intrínsecos dependem do paciente e incluem a relação entre os tecidos duros e moles, o biótipo gengival e a posição sagital da raiz no osso alveolar.Os factores extrínsecos, por outro lado, dependem do clínico e incluem a posição e angulação tridimensional do implante, bem como o contorno do pilar e a restauração provisória([88]) A colocação e carga imediatas permitem uma redução do número de consultas relacionadas com o implante e, consequentemente, um custo de tratamento mais baixo, mantendo ao mesmo tempo resultados estéticos e funcionais aceitáveis.

DEFINIÇÃO E CLASSIFICAÇÃO

PARA O CARREGAMENTO DE IMPLANTES DENTÁRIOS:

Carga oclusal imediata: Inserção de uma prótese provisória suportada por implante (por exemplo, provisória de polimetilmetacrilato [PMMA]) ou restauração final em contacto oclusal no prazo de 2 semanas após a inserção do implante.

Prótese imediata não funcional: Descreve uma prótese de implante sem carga oclusal direta no prazo de 2 semanas após a inserção do implante e é considerada principalmente em pacientes parcialmente desdentados (ou seja, incisivo lateral superior congenitamente ausente).

Carga oclusal precoce: Refere-se a uma prótese suportada por implantes em oclusão entre 2 semanas e 3 meses após a colocação do implante (ou seja, implantes de carga oclusal após um curto período de cicatrização, ~5 semanas).

Carga oclusal atrasada ou faseada: Uma prótese de implante com uma carga oclusal após mais de 3 meses após a inserção do implante. A abordagem de carga oclusal retardada pode utilizar um procedimento cirúrgico de duas fases que cubra os implantes com tecido mole ou uma abordagem de uma fase que exponha o implante com um pilar de cicatrização.

INDICAÇÕES E CONTRA-INDICAÇÕES

VANTAGENS E DESVANTAGENS

INDICAÇÕES

De modo a limitar as forças funcionais durante a osteointegração, os doentes devem abster-se de mastigar qualquer alimento que não seja macio ou de aplicar força na restauração durante aproximadamente
3 meses. A carga funcional pode ser utilizada para:([89])

1. Substituição de um único dente
2. Edentulismo parcial
3. Edentulismo total.

CONTRA-INDICAÇÕES

São as seguintes as contra-indicações: ([89])

1. Pacientes que sofrem de bruxismo.
2. Pacientes desdentados com uma qualidade e quantidade óssea reduzida.
3. Com supra-estruturas biomecânicas não optimizadas.
4. Com implantes de curta duração.

VANTAGENS DO PROTOCOLO DE CARREGAMENTO IMEDIATO

1. Menos desconforto para os pacientes
2. Tratamento mais rápido
3. Mais Ideal Soft Tissue Drape
4. Satisfação imediata e aceitação dos doentes
5. Maior contacto osso-implante

DESVANTAGENS DO PROTOCOLO DE CARGA IMEDIATA

1. Aumento do nível de competência necessário
2. Consulta inicial de cirurgiaZprotética mais longa
3. A reação óssea peri-implantar é mais elevada após o trauma cirúrgico devido à carga imediata.([89])

4. Possível aumento da morbidade do implante.

COLOCAÇÃO DE IMPLANTES DENTÁRIOS

COLOCAÇÃO DE IMPLANTES DENTÁRIOS

Durante os últimos 18 anos, vários autores referiram que os implantes de forma radicular podem ser osseointegrados, apesar de se estenderem acima do osso e através dos tecidos moles durante a remodelação óssea inicial.

Esta abordagem cirúrgica tem sido designada **por PROCEDIMENTO DE IMPLANTE DE UMA SÉRIE ou NÃO SUBMERSO**, porque elimina a segunda fase da cirurgia de revelação do implante. A carga imediata não só inclui uma cirurgia de uma fase não submersa, como também carrega efetivamente o implante com a restauração provisória na mesma consulta ou pouco tempo depois.([89])

A carga imediata não é nova, mas foi o protocolo inicial sugerido com implantes dentários.

FUNDAMENTOS DA CARGA IMEDIATA DE IMPLANTES

O conceito de carga imediata elimina a segunda fase da cirurgia e, consequentemente, o desconforto e o incómodo resultantes, bem como o tempo necessário para a cirurgia e o processo de remoção das suturas.

Para além disso, os implantes com talas podem diminuir o risco de sobrecarga em cada implante devido à maior área de superfície e à melhor distribuição biomecânica.

O paciente não precisa de usar uma restauração removível durante a cicatrização óssea inicial, o que aumenta consideravelmente o conforto, a função, a fala e a estabilidade e melhora certos factores psicológicos durante o período de transição.

Nos últimos anos, vários autores relataram o uso de carga imediata em pacientes completamente desdentados, com uma taxa de sucesso de 95-100%.

Restauração imediata com uma prótese provisória: pode ser carregada ou não funcional; raramente um implante imediato de um único dente é colocado diretamente em função devido ao aumento das forças biomecânicas que podem resultar numa cicatrização deficiente ou na falha do implante.

O conceito N-FIT apresenta uma abordagem semelhante à técnica de carga imediata, exceto que a prótese de transição suportada por implantes é colocada fora de todos os contactos oclusais opostos diretos durante o período de cicatrização óssea. Ao colocar uma prótese imediata, os contornos dos tecidos moles, bem como a estética, podem ser desenvolvidos através da prótese provisória e do processo de cicatrização óssea.

A) TRAUMATISMO CIRÚRGICO

O processo cirúrgico de inserção de implantes provoca um fenómeno regional acelerado de reparação óssea em torno da interface do implante.

Como consequência da colocação cirúrgica, o osso lamelar no local de preparação torna-se osso tecido de reparação junto aos implantes.

O osso tecido forma-se a uma taxa de até 60 microns por dia, em comparação com o osso lamelar que se forma a uma taxa de até 10 microns por dia.

Às 16 semanas (4 meses), o osso circundante ainda só está 70% mineralizado e apresenta osso tecido como componente.

O **CONCEITO DE CARGA IMEDIATA DE IMPLANTES** desafia o tempo de cicatrização convencional de 3 a 6 meses sem carga antes da restauração do implante.

Muitas vezes, os riscos deste procedimento são considerados durante a primeira semana após a cirurgia de inserção do implante. Na realidade, o osso no design de rosca macroscópica é mais forte no dia da colocação do implante do que 3 meses mais tarde, uma vez que existe osso lamelar mais maduro nas roscas do implante.

A reparação celular precoce é despoletada pelo trauma cirúrgico e começa a formar uma vascularização aumentada e um processo de reparação do osso lesionado.
A formação de tecido ósseo pode começar na 2ª semana após a colocação do implante. E a interface osso-implante corre o maior risco de falha por sobrecarga 3-5 semanas após a colocação do implante. Um relatório clínico de Buchs et al. ([90,91]) concluiu que a falha do implante de carga imediata ocorreu principalmente entre 3 e 5 semanas após a inserção do implante devido a mobilidade sem infeção. Aos 4 meses, o osso ainda tem apenas 60% de osso lamelar organizado e mineralizado. No entanto, isto provou ser suficiente na maioria dos tipos de osso e situações clínicas para a cicatrização em duas fases e carga tardia do implante.
A redução do trauma cirúrgico é um método eficaz para ter mais osso vital na interface implante-osso (Roberts1984, encontrou uma zona de 1 mm de largura de

osso desvitalizado na interface), o que reduz o risco de sobrecarga oclusal imediata.

As principais causas de traumatismo cirúrgico são os traumatismos térmicos e mecânicos.

A temperatura do exercício seguinte passou de -38'C para mais de 41'C na linha de base e necessitou de 34 a 58 segundos para regressar à linha de base.

Os semeadores com sistema de refrigeração interna perfuram a uma temperatura mais elevada do que os semeadores com irrigação externa.

As rotações da broca de 2500 produzem menos calor do que as de 2000 rpm, enquanto as de 1250 rpm são as que produzem mais calor.

- Os factores relacionados com a produção de calor são

  - quantidade de osso preparado
  - nitidez da broca
  - profundidade da osteotomia
  - variação da espessura cortical
  - temperatura e química da solução de irrigação.

A interface osso-implante terá uma zona de reparação maior quando o implante for significativamente comprimido contra o osso. Por exemplo, um implante auto-roscante pode causar uma maior remodelação óssea em comparação com uma técnica de colocação de implante e rosca.

O implante não deve ser móvel aquando da colocação, mas deve ser evitada uma tensão excessiva. Para carga imediata, a colocação do implante no osso está limitada a 45-60 Ncm.

O teste de torque inverso de 20 Ncm é utilizado para avaliar a qualidade da fixação do osso e da interface (Sullivan 1996, Palti 2002).

Se o implante não se desenroscar a 20 Ncm, a resistência indica que o osso tem densidade suficiente para considerar a carga imediata.

b) TRAUMATISMO POR CARGA ÓSSEA

Quando o osso é carregado por uma prótese de implante, a interface começa a remodelar-se novamente, mas o gatilho é agora a transferência de tensão causada pela função oclusal, cm vez do trauma da colocação do implante.

O tecido ósseo assim formado pode ser designado por REACTIVE WOVEN

BONE e a remodelação por BONE TURNOVER.

A TAXA DE REMODELAÇÃO DA INTERFACE é o período de tempo durante o qual o osso na interface do implante é substituído por osso novo

Quando o trauma cirúrgico é demasiado grande ou a situação de trauma mecânico é demasiado grave, pode formar-se tecido fibroso em vez de osso, resultando em mobilidade clínica.

FACTORES QUE INFLUENCIAM O PROTOCOLO DE CARGA IMEDIATA

FACTORES QUE INFLUENCIAM O PROTOCOLO DE CARGA IMEDIATA

Os factores são: -[(89)]

1. **MICROTENSÃO ÓSSEA**
2. **MAIOR ÁREA DE SUPERFÍCIE**
   a) implante não.
   b) tamanho do implante
   c) conceção do corpo do implante
   d) estado da superfície do implante
3. **CONDIÇÃO DE FORÇA REDUZIDA**
   a) condições do paciente
   b) direção da carga oclusal
   c) posição do implante
4. **PROPRIEDADES MECÂNICAS DO OSSO**

MICROSTRAÇÃO DE 1 OSSO

Os níveis de microtensão 100 vezes inferiores à resistência máxima do osso podem desencadear uma resposta celular. A microtensão ideal para o osso é denominada ZONA FISIOLÓGICA / ADAPTADA - 50 A 1500 microtensão e é a **ZONA IDEAL DE SUPORTE DE CARGA.**

Um dos objectivos de um sistema de implante/prótese de carga imediata é diminuir o risco de sobrecarga oclusal e o consequente aumento da taxa de remodelação óssea.

Nestas condições, o fenómeno aceleratório regional cirúrgico pode substituir a interface óssea sem o risco adicional de sobrecarga biomecânica. Se a sobrecarga oclusal não for gerida, resultará em 1500 - 3000 microtensões, ou seja, uma zona de sobrecarga ligeira, causando traumatismo por sobrecarga. E dificultará a remodelação óssea do trauma cirúrgico. O resultado é um osso menos mineralizado, menos oraganizado, mais fraco e com menor módulo de elasticidade.

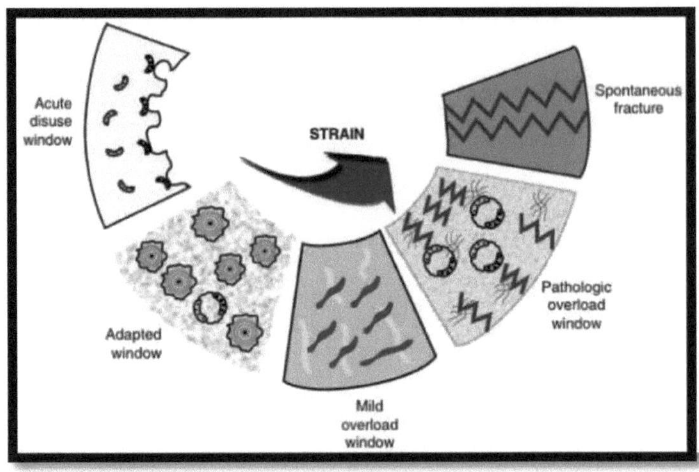

FIGURA 5: Modelo Frost de micro-deformação óssea

2 AUMENTO DA ÁREA DE SUPERFÍCIE DO IMPLANTE

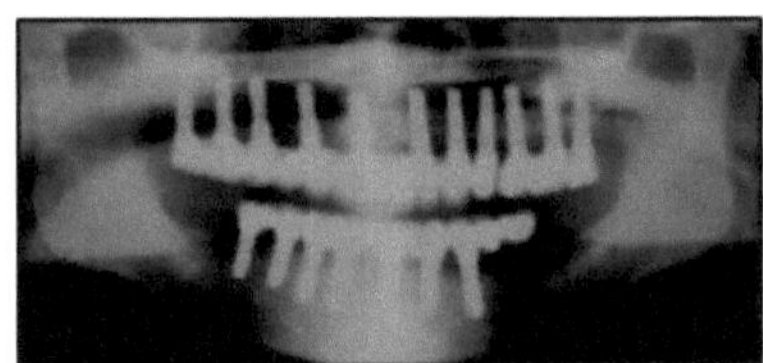

FIGURA 6: Implante com arcada superior e inferior

a) NÚMERO DO IMPLANTE

Quando se utiliza o protocolo de carga imediata, o aumento do número de implantes é de especial importância porque

- Aumenta a área de superfície
- Aumenta a taxa de sucesso mesmo que um ou dois implantes falhem.
- Aumenta a retenção da prótese
- Reduz o número de pônticos

Frequentemente, são utilizados mais implantes no maxilar (8-10) do que na mandíbula (5-9), o que compensa o osso menos denso e o aumento das direcções de força encontradas na arcada superior.

b) TAMANHO DO IMPLANTE

A altura do implante não é um método eficaz para diminuir o stress, no que diz respeito ao protocolo de carga não imediata do implante, porque não resolve o problema na região da área de superfície funcional da interface osso-implante, que está mais relacionada com a largura e o desenho do implante

No entanto, uma vez que o implante é carregado antes do estabelecimento da interface histológica e a altura do implante é importante para a estabilidade inicial do implante, **a ALTURA DO IMPLANTE É MAIS RELEVANTE PARA** AS APLICAÇÕES **DE CARGA IMEDIATA DO IMPLANTE**, especialmente em ossos mais macios.

c) CONCEÇÃO DO CORPO DO IMPLANTE

O desenho do implante deve ser mais específico para a carga imediata, uma vez que o osso não teve tempo de crescer em reentrâncias ou rebaixos, nem de se fixar nas condições da superfície antes da aplicação da carga oclusal. Os implantes roscados permitem que o osso esteja presente na profundidade das roscas a partir do dia da inserção, em comparação com o desenho de encaixe por pressão. Quanto maior for o número de roscas e a profundidade das mesmas, maior será a área de superfície funcional aquando da carga imediata. A área de superfície funcional de um implante pode afetar a taxa de remodelação do osso durante a carga. Um implante com menos área de superfície tem uma maior taxa de remodelação e, quanto maior a taxa de remodelação, mais fraca é a interface óssea. As roscas quadradas apresentam uma melhor resistência ao binário do que as roscas em forma de V ou o design de contraforte invertido.

A CONCEPÇÃO CÓNICA APRESENTA DESVANTAGENS PARA APLICAÇÕES DE CARGA IMEDIATA

- Não envolvem fisicamente o osso tão bem como as paralelas, reduzindo a fixação inicial.

Além disso, têm uma superfície total menor, uma profundidade de fio menor e não têm.

- Envolvem a placa cortical lateral em menor grau na região apical, e qualquer desarticulação pode levar a uma menor fixação.

d) ESTADO DA SUPERFÍCIE DO IMPLANTE

A superfície condiciona a taxa de contacto com o osso, a formação de osso lamelar e a percentagem de contacto com o osso.

A condição da superfície que permite a formação óssea em maior percentagem, maior percentagem de contacto do implante ósseo com maior taxa de mineralização e formação óssea lamelar mais rápida seria benéfica para o protocolo de carga imediata. Foi demonstrado que a hidroxipatite (HA) tem estas propriedades juntamente com uma taxa reduzida de remodelação óssea durante a carga oclusal.

Por conseguinte, se o osso não tiver a densidade ideal (D4) para uma carga imediata, o HA pode diminuir o risco de sobrecarga.

3. CONDIÇÃO DE FORÇA REDUZIDA

O dentista deve reduzir os factores que aumentam os efeitos nocivos dos factores de força em termos de magnitude, duração, tipo e direção.

a) FACTORES DO DOENTE

Os factores de força aumentam o risco de carga imediata. A parafunção, tal como o bruxismo e o cerramento, não só conduz a um aumento da força, como também à duração e a forças direcionadas mais horizontalmente. A parafunção também aumenta o risco de afrouxamento do parafuso do pilar, restauração não retida e fratura da restauração, comprometendo a distribuição da carga nos implantes de carga imediata

b) DIREÇÃO DA CARGA OCLUSAL

A carga axial mantém o osso lamelar e tem uma taxa de remodelação mais baixa do que as cargas direcionadas horizontalmente. Por conseguinte, os cantilevers nas regiões posteriores devem ser evitados em restaurações transitórias de implantes com carga imediata.

C) POSIÇÃO DO IMPLANTE

A tala de arcada cruzada é um desenho eficaz para reduzir o stress de todo o sistema de suporte do implante, especialmente em pacientes completamente desdentados reabilitados com carga imediata.

A mandíbula pode ser dividida em três secções: a zona de canino a canino e as secções posteriores bilaterais.

Na mandíbula, a esplintagem cruzada tem sido uma questão de debate devido à flexão e torção distal ao forame mental, mas os relatórios clínicos mostram que a prótese transitória de resina acrílica pode resolver este problema. No entanto, a restauração final deve ser efectuada em três secções descritas. A maxila requer mais suporte de implante do que a mandíbula devido ao osso menos denso e à direção da força fora da arcada em todos os movimentos excêntricos. A maxila é dividida em 4 ou 5 secções, dependendo das condições de força e da forma da arcada. As quatro secções mínimas são as regiões caninas bilaterais e as regiões posteriores bilaterais. Quando os factores de força são elevados, a região dos incisivos é incluída juntamente com as quatro secções padrão. Pelo menos um implante deve ser inserido em cada secção do maxilar e fixado durante as aplicações de carga imediata.

4. PROPRIEDADES MECÂNICAS DO OSSO

O módulo de elasticidade está relacionado com a qualidade do osso. Quanto menos denso for o osso, mais baixo é o módulo. A quantidade de BIC também é menor no osso menos denso. Quanto mais macio for o osso, mais fracas são as trabéculas ósseas. Além disso, a taxa de remodelação do osso cortical é mais lenta do que a do osso trabecular. Como tal, é mais provável que o osso cortical permaneça com uma estrutura lamelar durante o processo de carga imediata, em comparação com o osso trabecular.

Os implantes com forma de raiz anterior devem tentar encaixar na placa cortical oposta quando é contemplada uma carga imediata. A condição biomecânica melhorada do osso cortical e a área de superfície adicional do implante estão disponíveis.

O osso cortical maxilar é fino em comparação com a contraparte mandibular na região da crista e no ponto de referência oposto. Nas regiões posteriores, o seio maxilar e o canal mandibular geralmente anulam o envolvimento apical. O fornecimento adequado de sangue e a ausência de micromovimento são duas condições importantes. O osso em desenvolvimento é osso tecido e corre um maior risco de sobrecarga.

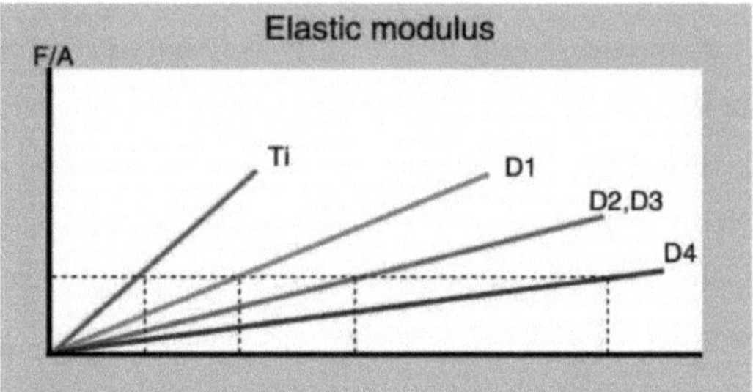

• **Fig. 33.10** The modulus of elasticity is related to the bone density. Therefore the microstrain mismatch between titanium (Ti) and Division 4 (D4) bone is greater than that between titanium and D1 bone, even when the stress amount is the same. Force/Area (F/A)

FIGURA 7: Módulo elástico da densidade óssea

O enxerto ósseo na região do corpo do implante pode levar a uma menor fixação e a um BIC inicial mais baixo. Todas estas condições tornam o enxerto ósseo, a inserção do implante e a carga imediata mais arriscados. Por conseguinte, sugere-se que os implantes que recebem carga imediata sejam colocados num volume ósseo existente adequado para a carga precoce e para o desenho protético globalmente correto. O enxerto ósseo, antes da colocação do implante e da carga imediata, é sugerido quando existe um volume ósseo inadequado para procedimentos reconstrutivos corretos.

OBSERVAÇÃO HISTOLÓGICA DE IMPLANTES DE CARGA IMEDIATA

OBSERVAÇÕES HISTOLÓGICAS DE IMPLANTES IMEDIATAMENTE CARREGADOS Avaliação a curto prazo

Estudos em animais demonstraram que a osteointegração bem sucedida dos implantes Ankylos pode ocorrer quando os implantes são colocados e carregados imediatamente na presença de algumas condições específicas. A rugosidade da superfície do implante e o desenho da rosca destes implantes são factores importantes para alcançar este sucesso. (Romanos-2022)([89])

É consensual que as tensões excessivas numa interface de implante podem causar sobrecarga e falha do implante. No entanto, a carga imediata de um implante não resulta necessariamente em tensões excessivas. A resposta histológica inicial do osso na interface do implante foi avaliada em implantes com carga imediata.

Romanos et al. não demonstraram qualquer diferença estatística entre implantes com carga imediata e com carga diferida.

Sharawy avaliou a interface de cicatrização imediata versus retardada de 20 implantes dentários em cinco cães beagle adultos. Todos os implantes foram inseridos em locais de defeitos ósseos enxertados em pré-molares. Não foi encontrada qualquer diferença estatisticamente significativa ($P > 0,05$) nos rácios BIC entre os implantes submersos e carregados. O osso junto aos implantes parecia maduro e mostrava evidência de remodelação.([89])

Suzuki et al. efectuaram uma avaliação clínica e histológica de implantes posteriores com carga imediata em primatas não humanos. Após a carga de 10 implantes durante 90 dias, estes foram comparados com 5 implantes de controlo sem carga. A percentagem de BIC variou entre 50,3% e 64,1%, com uma média de 56,3% para os controlos. O grupo com carga imediata teve uma falha de implante, sete implantes com uma média de 67,6% de BIC, e dois implantes com 43,2% e 45,6% de BIC, respetivamente. Por conseguinte, o estudo demonstrou que os implantes com carga imediata podem ter um BIC mais elevado do que os implantes sem carga, muito provavelmente uma resposta às condições de tensão no osso. No entanto, três implantes apresentaram menor BIC ou falha em comparação com os controlos.

Embora existam benefícios relacionados com o carregamento imediato, parece que o procedimento envolve alguns riscos. O carregamento de implantes parece estimular a formação de osso denso na interface implante-osso. (Romanos-2022)([89])

Testori et al. relataram a interface histológica de dois implantes em humanos que foram imediatamente carregados após 4 meses. O contacto ósseo variou entre 78% e 85%, sem migração epitelial. Por conseguinte, a carga imediata de uma interface de implante aparentemente não coloca necessariamente a interface em risco acrescido de formação de tecido fibroso. O contacto osso-implante (osteointegração) foi considerado excelente entre os implantes imediatamente carregados e o osso alveolar circundante. Estes implantes tinham designs de lâminas ou de roscas, que foram removidos devido a fracturas dos implantes. (Romanos- 2022)([89])

Avaliação a longo prazo

Piatelli et al. avaliaram as reacções ósseas e a interface osso e titânio em implantes carregados precocemente em macacos, em comparação com implantes não carregados na mesma arcada vários meses (8, 9 e 15 meses) após a carga imediata. Em particular, os parafusos carregados precocemente demonstraram um osso lamelar e cortical mais espesso do que os implantes não carregados. Esta descoberta sugere que a carga oclusal precoce pode melhorar a remodelação óssea e aumentar ainda mais a densidade óssea.

Randow et al. & Ledermann observaram uma interface direta osso-implante e confirmaram que parece ser possível uma relação BIC direta e duradoura.[(89)]

REVISÃO DA LITERATURA

COLOCAÇÃO IMEDIATA DE IMPLANTES

1. **William Becker, Burton E. Becker, Polizzi G e Bergstrom C. (1994)**[34] realizaram um estudo que avaliou a utilização de enxertos ósseos autógenos para o aumento de pequenos defeitos ósseos adjacentes a implantes colocados em alvéolos de extração imediata. O estudo incluiu 30 pacientes (15 homens e 15 mulheres) com um total de 54 implantes colocados consecutivamente. Foram colhidas lascas de osso autógeno de saliências e protuberâncias ósseas perto dos locais de extração, e os implantes foram totalmente colocados dentro dos alvéolos. A altura do defeito, medida desde o topo do cilindro do implante até à base do defeito, e a largura do defeito, medida desde o topo do parafuso de cobertura até à crista vestibular do osso alveolar, foram registadas. Para as deiscências vestibulares, foram registados a altura do defeito e o número de roscas expostas. Foram aplicados enxertos autógenos em todos os defeitos adjacentes aos implantes. Na segunda fase da cirurgia, registou-se uma alteração média de 5,4 mm na profundidade do defeito (profundidade residual média de 0,3 mm) para implantes colocados inteiramente dentro dos alvéolos. Nos locais com deiscências vestibulares, a alteração média na profundidade do defeito foi de 4,7 mm (profundidade residual média de 0,6 mm). Estas alterações na profundidade do defeito para ambos os grupos foram estatisticamente significativas (P <.001). A alteração na exposição dos fios para o grupo de deiscência também foi estatisticamente significativa (P <.001), com uma alteração média de 3,7 fios. Adicionalmente, a largura do defeito mostrou uma melhoria estatisticamente significativa para ambos os grupos. Dos 50 implantes carregados, não foi observada qualquer perda. Os resultados deste estudo sugerem que os defeitos ósseos localizados adjacentes a implantes colocados em alvéolos de extração imediata e enxertados com osso autógeno podem cicatrizar com quantidades de osso clinicamente e estatisticamente significativas.

2. **Rosenquist B e Grenthe B (1996)**[35] realizaram um estudo para determinar a taxa de sobrevivência de implantes na colocação imediata de implantes em alvéolos de extração. O estudo envolveu 51 pacientes (21 homens e 30 mulheres) com idades compreendidas entre os 16 e os 72 anos, com um total de 109 implantes Nobel pharma

colocados imediatamente após a extração dentária. O período de acompanhamento variou de 1 a 67 meses, com uma média de 30,5 meses. A osteointegração foi avaliada com base na estabilidade clínica, ausência de sintomas e ausência de patologia peri-implantar determinada através de exame radiográfico. A taxa de sobrevivência global dos implantes foi de 93,6%, com seis implantes a apresentarem mobilidade na fase de ligação ao pilar e um implante perdido durante a utilização funcional. A taxa de sucesso foi de 92,0% para implantes que substituíram dentes extraídos devido a periodontite e de 95,8% para implantes que substituíram dentes extraídos por outras razões. Registaram-se duas complicações adicionais: 12 parafusos de cobertura perfuraram a gengiva durante a cicatrização, e a infeção desenvolveu-se em cinco casos, com uma taxa mais elevada de

3. A incidência de implantes em alvéolos de extração foi menor do que a observada no grupo com periodontite. Os autores concluíram que a colocação imediata de implantes em alvéolos de extração é um procedimento seguro e previsível, desde que sejam seguidas diretrizes específicas.

4. **Schwartz D e Chaushu G (1997)** [36] efectuaram uma revisão da literatura para avaliar as formas e os motivos da colocação imediata de implantes em locais de extração recentes. Tradicionalmente, o protocolo aceite para a colocação de implantes dentários envolvia um período de espera de 12 meses ou mais para permitir a cicatrização completa do alvéolo. Foram necessários mais de 15 anos de investigação e prática clínica para que o conceito de implantação endóssea imediata em locais de extração recentes ganhasse aceitação. O desafio atual não consiste em determinar quando realizar a implantação imediata, mas sim em selecionar o protocolo adequado. A literatura apresenta uma variedade de recomendações, criando confusão para os profissionais relativamente à metodologia preferida. As conclusões retiradas da literatura relevante sobre a implantação dentária imediata incluem:

   - Os implantes colocados em alvéolos de extração recentes apresentam uma elevada taxa de sobrevivência, que varia entre 93,9% e 100%.
   - É alcançada uma estabilidade óptima quando os implantes são colocados 3 a 5 mm para além do ápice.
   - Os implantes devem ser posicionados o mais próximo possível do nível da

crista alveolar (0 a 3 mm).

- Não existe consenso quanto à necessidade de preenchimento da lacuna e à escolha do melhor material de enxerto.
- A utilização de membranas não conduz necessariamente a melhores resultados; de facto, a exposição a membranas pode conduzir a complicações.
- A necessidade absoluta de encerramento primário continua por estabelecer de forma inequívoca.

5. **Roberto Cornelini, Antonio Scarano, Covani U, Petrone G e Piattelli A. (2000)** [37] realizaram um estudo para apresentar um relatório clínico e histológico humano envolvendo um implante não submerso colocado num local pós-extração mandibular e removido devido a dor persistente. Com uma ampliação de baixa potência, foi possível ver que o osso recém-formado com amplas lacunas de osteócitos estava presente à volta do implante. Era visível um epitélio sulcular de 1,5 mm num dos lados do implante, com uma ligação epitelial de 0,5 mm. A espessura do tecido conjuntivo supracrestal era de 3,2 mm. Este tecido conjuntivo era denso, tinha poucas células, estava bem vascularizado e não apresentava evidência de infiltrado inflamatório. Sob luz polarizada, foi possível observar que as fibras conjuntivas estavam dispostas perpendicularmente à superfície do implante e que estas fibras se tornaram paralelas perto do implante. O autor concluiu que os implantes humanos pós-extração imediata podem ter uma elevada percentagem de osso-implante.

6. **Hui et al. (2001)** desenvolveram um protocolo para fornecer uma solução imediata para a restauração de um único dente perdido na zona estética. O estudo clínico prospetivo incluiu 24 pacientes tratados de agosto de 1999 a outubro de 2000. A substituição de implantes num único dente foi efectuada de acordo com o protocolo provisório imediato. Treze dos 24 pacientes foram submetidos a colocação imediata de implantes após a extração do dente. Todos os implantes foram colocados na zona estética. Durante a cirurgia, foi dada ênfase à obtenção de estabilidade primária através de uma ancoragem bicortical e de um torque de inserção máximo de, pelo menos, 40 Ncm. Foram utilizados pilares CeraOne (Nobel Biocare) e foram fabricadas coroas provisórias imediatamente antes do encerramento da ferida. A oclusão foi protegida por dentes adjacentes. No período de acompanhamento de 1

mês a 15 bocas, todas as fixações nos 24 pacientes estavam estáveis. Não foi detectada perda de crista óssea superior a um fio de largura. O resultado estético foi considerado satisfatório por todos os pacientes. O protocolo de colocação e restauração de implantes utilizado neste estudo mostrou resultados iniciais promissores tanto para o grupo de implantes imediatos como para o grupo de locais de extração cicatrizados. Os objectivos desejáveis de satisfação do paciente, excelentes resultados estéticos e nenhum aumento no custo do tratamento foram alcançados com este protocolo.

7. **Paolantonio M. Dolci M,Scarano A,Domenico d'A,Giacinto P, V Tumini et. al. (2001)**38 realizaram um estudo clínico para demonstrar o resultado da implantação em alvéolos de extração recentes sem a utilização de membranas em humanos, em comparação com implantes colocados em osso maduro. Quarenta e oito pacientes saudáveis, que receberam pelo menos 4 implantes em cada um dos 2 quadrantes simétricos, foram submetidos à colocação de 1 implante experimental colocado numa cavidade de extração recente (T1) e 1 implante contralateral em osso maduro (CI). Os T1 foram colocados após extração dentária atraumática, com um local cirúrgico no ápice do alvéolo e um contacto apertado entre o acessório e as paredes do alvéolo, mas sem a utilização de materiais de preenchimento ou membranas. O retalho foi reposicionado coronalmente para obter o fecho primário da ferida. Imediatamente após a intervenção cirúrgica, foi efectuada uma radiografia periapical padronizada. O segundo estágio da cirurgia foi realizado após 6 meses. Seis meses após a segunda cirurgia, foi tirada uma segunda radiografia periapical padronizada e registados os parâmetros clínicos (índice de sangramento e de placa). A perda óssea marginal (MBL) desde o momento da colocação do implante até ao momento da remoção do acessório foi calculada através da comparação das radiografias periapicais. T1 e C1 foram então removidos com uma broca oca para obter amostras histológicas. As secções não desmineralizadas foram coradas com fucsina ácida e azul de toluidina, e com von Kossa para avaliar o grau de mineralização do osso. A percentagem de contacto direto implante-osso (DBC) foi calculada por um digitalizador microscópico computorizado. Não foram observadas diferenças significativas nos parâmetros clínicos e radiográficos entre as duas categorias experimentais. Não houve diferença estatisticamente significativa entre T1 e C1 para o DBC, quer na maxila quer na

mandíbula. Não foram observados tecidos conjuntivos ou fibrosos em torno de T1 ou Cl. A reabsorção óssea não estava presente em nenhuma das secções histológicas.

8. **Aires & Berger.et al (2002)** compararam os resultados de implantes colocados imediatamente em locais edêntulos com implantes colocados imediatamente em locais de extração. Foram colocados setenta e cinco implantes em nove maxilares de sete pacientes. Dois dos pacientes receberam implantes tanto na maxila como na mandíbula. Dos 75 implantes colocados, 29 foram colocados em locais de extração imediata. Vinte e seis dos 29 que foram colocados em locais de extração imediata foram carregados em menos de 3 semanas. Dos 75 implantes colocados, 62 foram carregados precocemente (menos de 3 semanas). Dois implantes tinham sido perdidos. Os restantes 13 implantes foram enterrados e deixados a cicatrizar da forma habitual. Nenhum dos implantes enterrados falhou. Um dos implantes perdidos encontrava-se num local de extração e outro num local sem extração. Dos 33 implantes que foram colocados em áreas edêntulas e imediatamente carregados, um foi perdido. Isto é comparado com os 29 implantes colocados em locais de extração que foram imediatamente carregados. Concluíram que as taxas de sucesso dos implantes colocados imediatamente em locais de extração e em locais edêntulos eram comparáveis.

9. **Calvo Guirado.et al (2002)** estudaram a inserção imediata de implantes após a extração, acreditando que pode manter o osso da crista e o tecido mole gengival interdentário. Com um desenho adequado, o complexo gengival do implante cicatrizaria para restaurar o ambiente gengival correto. No seu estudo prospetivo, foram colocados 18 implantes Osseotite (3i, EUA) em 13 pacientes (8 mulheres e 5 homens com uma idade média de 32 anos), utilizando um protocolo de colocação imediata de implantes e carga imediata com coroas provisórias. Utilizando o método de análise da tabela de vida, a taxa de sucesso cumulativa dos implantes foi calculada em 100%. Um relatório intercalar de um ano indicou que o implante se desenvolveu e alargou; o estado ósseo funcional mostra um método previsível e fiável após o período de acompanhamento de um ano.

10. **Araujo MG, Sukekava F, Wennstrom JL. e Lindhe J (2005)** [39] realizaram um

estudo experimental para avaliar as alterações dimensionais do rebordo alveolar que ocorreram após a colocação de implantes em alvéolos de extração recentes. Cinco cães beagle foram incluídos no estudo. Em ambos os quadrantes da mandíbula, foram efectuadas incisões na região da fenda do terceiro e quarto pré-molares. Foram levantados retalhos de espessura total vestibulares e linguais mínimos. A raiz mesial da raiz dos quatro pré-molares foi preenchida e os dentes foram hemi-seccionados. Após a elevação dos retalhos nas regiões 3P3 e 4P4, as raízes distais foram removidas. Nos quadrantes do maxilar direito, foram colocados implantes com uma superfície jacteada e gravada com ácido (SLA) nos alvéolos de extração recentes, enquanto nos maxilares esquerdos os alvéolos correspondentes foram deixados para cicatrização espontânea. As raízes mesiais foram mantidas como dentes de controlo cirúrgico. Após 3 meses, os animais foram examinados clinicamente, sacrificados e os blocos de tecido contendo os locais dos implantes, os locais dos dentes adjacentes (raiz mesial) e os locais dos alvéolos edêntulos foram dissecados, preparados para seccionamento e examinados ao microscópio. Verificaram que ocorreram xerocações dimensionais acentuadas na crista edêntula após 3 meses de selagem após a extração da raiz distal dos pré-molares inferiores. A colocação de um implante no local da extração recente não conseguiu obviamente evitar a remodelação que ocorreu nas paredes do alvéolo. A altura resultante das paredes vestibulares e linguais aos 3 meses foi semelhante nos implantes e nos locais edêntulos e a perda óssea vertical foi mais pronunciada na face vestibular do que na face lingual do rebordo. Sugere-se que a reabsorção das paredes do alvéolo que ocorre após a remoção do dente deve ser considerada em conjunto com a colocação de implantes em alvéolos de extração recentes.

11. **Cornelini R. Cangini F, Covani E e Wilson T (2005)** [40] realizaram um estudo clínico prospetivo para avaliar a colocação de implantes transmucosos em alvéolos de extração recentes e a sua restauração imediata com coroas provisórias. É apresentada uma série de 22 casos com um acompanhamento de 12 meses. Vinte e dois pacientes (15 mulheres e 7 homens; idade média de 39 anos) que necessitavam de substituir um único dente devido a fratura vertical ou horizontal da raiz, cárie, lesões endodônticas ou doença periodontal foram tratados com a colocação imediata de implantes pós-extração. O implante foi então restaurado com uma restauração

protética aparafusada no prazo de 24 horas. Foram efectuadas avaliações radiográficas no início e 12 meses após a colocação do implante. Os parâmetros clínicos, tais como a pontuação da placa bacteriana, a pontuação da mucosite, o nível de fixação à sondagem, a posição da margem da mucosa, a variação do nível gengival e a variação da posição da papila, também foram medidos no início e após 12 meses de acompanhamento. Aos 12 meses, nenhum implante tinha falhado. O exame radiográfico revelou uma reabsorção óssea média de 0,5 mm aos 12 meses, em comparação com a linha de base. A variação média do nível gengival, em comparação com os dentes vizinhos, foi de 0,75 mm. Os níveis de inserção à sondagem foram de 0,79, 0,45 e 0,54 mm nos locais proximal, vestibular e lingual, respetivamente. Os valores para a posição da margem mucosa foram de 2,9, 2,2 e 2,4mm nos sítios proximal, vestibular e lingual, respetivamente. Em relação à variação da posição das papilas, de acordo com o índice de Jemt, 27 papilas apresentaram escore 2 (61%) e 17 escore 3 (19%). Um exame da higiene oral e das condições dos tecidos moles peri-implantares na visita de acompanhamento de 12 meses revelou uma frequência global de superfícies de implante portadoras de placa bacteriana de 13%. Para além disso, não foi observada mucosite (pontuação 2) em nenhuma das unidades peri-implantares. A estabilidade primária dos implantes não aumentou significativamente ao longo do tempo. A restauração imediata de implantes dentários colocados em alvéolos de extração recentes demonstrou ser um procedimento seguro e previsível. Concluíram que a taxa de sucesso e os resultados radiográficos e clínicos eram comparáveis aos obtidos seguindo o protocolo padrão. Dentro dos limites da presente investigação, a restauração imediata de implantes de um único dente colocados em alvéolos de extração recentes pode ser considerada uma opção valiosa para substituir um dente em falta. No entanto, são necessários ensaios clínicos a longo prazo para confirmar os resultados actuais.

12. **Schropp L e Isidor F (2007)** [25] apresentaram uma revisão que se centra nos resultados clínicos da colocação imediata ou precoce de implantes. Existe apenas um conhecimento limitado sobre a maioria dos factores com particular significado para este modo de tratamento. Os estudos clínicos controlados e aleatórios que comparam os vários protocolos de tratamento são escassos. Com base na literatura existente, podem ser tiradas algumas conclusões com precaução. As taxas de sobrevivência para

implantes colocados imediatamente, precocemente, com atraso ou tardiamente parecem ser semelhantes numa perspetiva de curto prazo e ascendem a aproximadamente 95%. A colocação de implantes imediatos com sucesso pode ser possível em todas as regiões dos maxilares, embora a substituição de molares seja mais difícil. A infeção crónica não é uma contraindicação absoluta para a colocação imediata de implantes. É controverso se a colocação imediata de implantes pode preservar o osso alveolar. Os pequenos espaços entre a superfície do implante e a parede do alvéolo têm um potencial de cicatrização espontânea. Não existe consenso sobre a necessidade de aumento ósseo nestas situações. Com a informação limitada disponível, pode afirmar-se que é possível obter um bom prognóstico após a carga imediata precoce, funcional ou não funcional, de implantes colocados imediatamente. No entanto, parece existir um maior risco de insucesso em comparação com uma abordagem convencional mais tardia. É defendido que esta modalidade de tratamento deve ser restringida a equipas especializadas e bem treinadas. Os dados sobre os resultados estéticos após a colocação imediata e precoce de implantes são inconclusivos, mas este tratamento pode proporcionar uma elevada satisfação do paciente com os resultados estéticos e funcionais.

13. **Lindeboom J, Tjiook V, e Kroon F (2007)** [41] apresentaram um estudo prospetivo aleatório para determinar o sucesso clínico quando os implantes são colocados em locais infectados periapicais crónicos. Cinquenta pacientes (25 mulheres, 25 homens, idade média 39,76 14,5 anos) foram incluídos neste estudo prospetivo controlado. Após aleatorização, 25 implantes Frialit-2 Synchro foram colocados imediatamente (IP) após a extração e 25 implantes Frialit-2 Synchro foram colocados após um período de cicatrização de 3 meses (DP). Trinta e dois implantes foram colocados no maxilar anterior e 18 implantes foram colocados na região pré-molar. A sobrevivência dos implantes, os valores médios do Quociente de Estabilidade dos Implantes (ISQ), a estética gengival , a perda óssea radiográfica e as caraterísticas microbiológicas das lesões periapicais foram avaliadas em ambos os grupos. Verificaram que, no geral, 2 implantes pertencentes ao grupo IP foram perdidos, resultando numa taxa de sobrevivência de 92% para os implantes IP versus 100% para os implantes DP. O 18Q médio, a estética gengival, a reabsorção óssea radiográfica e as culturas periapicais não foram significativamente diferentes com os implantes IP e DP. Assim, concluíram

que a colocação imediata de implantes em lesões periapicais crónicas pode ser indicada.

14. **Barcelos M, Novaes A, Baltazar M, Harari N, Maciel G e Junio G (2008)** [42] apresentaram um relato de três séries de casos para diagnóstico e tratamento de alvéolos de extração na preparação para a colocação de implantes. Este artigo aborda parâmetros de diagnóstico que devem ser avaliados no tratamento de alvéolos de extração com colocação de implantes dentários, apresentando três relatos de casos que enfatizam a relevância da quantidade de paredes ósseas remanescentes. O diagnóstico baseou-se na análise de parâmetros clínicos e radiográficos (ex.: morfologia do defeito ósseo, volume ósseo remanescente, presença de infecções no local recetor). O caso 1 apresenta um defeito de 5 paredes na região do incisivo central superior direito com reabsorção radicular severa, que foi tratado com colocação imediata de implantes. Os casos 2 e 3 apresentam, respetivamente, defeitos ósseos de duas e três paredes que não tinham indicação para implantes imediatos. Esses casos foram submetidos primeiramente a um procedimento de regeneração óssea guiada (ROG) com biomaterial de enxerto ósseo e barreiras de membrana, e os implantes foram instalados num segundo procedimento cirúrgico. A análise da condição periodontal pré-operatória dos dentes adjacentes e da morfologia do defeito ósseo é de extrema importância, pois estes factores determinam a escolha entre o tratamento com implantes imediatos ou com ROG, seguido da instalação de implantes numa intervenção posterior.

15. **Barone A, Cornelini R, Ciaglia R e Covani U (2008)** [43] realizaram um estudo sobre a colocação de implantes em alvéolos de extração recentes e a elevação simultânea do pavimento do seio maxilar com osteótomo. O objetivo deste estudo foi avaliar o sucesso clínico dos implantes colocados em alvéolos de extração recentes com elevação simultânea do pavimento do seio maxilar utilizando a técnica de osteótomo. Foram incluídos doze pacientes. Todos os pacientes necessitaram de extração de um pré-molar superior, próximo do seio maxilar e foram programados para colocação imediata de implantes. Foi colocado um implante experimental por paciente, com um período de acompanhamento de 18 meses. Os materiais de enxerto utilizados tanto no aumento do seio maxilar como nos defeitos ósseos peri-implantares foram uma

mistura de gel de colagénio e partículas de osso porcino cortico-canceloso. Todos os implantes foram deixados a cicatrizar durante 6 meses antes da reabilitação protética. Um dos 12 implantes experimentais falhou devido a um abcesso durante a cicatrização precoce. Nenhum implante falhou após a reabilitação protética definitiva. Não foi detectada qualquer perda óssea significativa na visita final de acompanhamento. A altura média do osso antes da elevação do seio e colocação do implante era de 7,8 mm. Dezoito meses após a cirurgia, a altura média do osso era de 12 mm. Quando corretamente executado, o procedimento cirúrgico descrito no presente estudo, colocação imediata de implantes e elevação simultânea do seio maxilar, parece não ser problemático e ser previsível em termos de sucesso clínico.

16. **Huynh G, Pjetursson B, Sanz M, Cecchinato D, Ferrus J. Lindhe J et. al. (2009)** [44] efectuaram um estudo para analisar as dimensões da parede óssea do alvéolo no maxilar superior em relação à colocação imediata de implantes. O objetivo do seu estudo era determinar as dimensões da parede óssea em locais de extração na zona estética (dentes anteriores e pré-molares no maxilar) e relacioná-las com a colocação imediata de implantes. Como parte de um estudo clínico multicêntrico prospetivo, aleatório e controlado em curso sobre a colocação imediata de implantes, a largura das paredes ósseas vestibular e palatina foi registada em 93 locais de extração. Verificaram que a largura média das paredes ósseas vestibular e palatina era de 1 e 1,2 mm, respetivamente. Concluíram que, se o critério de uma largura óssea vestibular mínima de 2 mm para manter uma parede óssea vestibular estável for válido, apenas um número limitado de locais na maxila anterior apresenta essa situação clínica. Os dados sugeriram que, na maioria dos locais de extração no maxilar anterior, estavam presentes paredes vestibulares finas (1 min). Isto, por sua vez, significa que na maioria das situações clínicas encontradas, são necessários procedimentos de aumento para obter contornos ósseos adequados à volta do implante.

17. **Buser ID, Wittneben J, Bornstein M, Grutter 1., Chappuis V, e Belser U (2011)**[23] realizaram um estudo prospetivo para avaliar a estabilidade do aumento do contorno e os resultados estéticos de coroas unitárias suportadas por implantes na zona estética. Neste estudo prospetivo. 20 pacientes foram tratados com uma coroa unitária implanto-suportada e seguidos durante 3 anos. Foram registados parâmetros clínicos,

radiológicos e estéticos para avaliar os resultados do tratamento. Verificou-se que, ao exame de 3 anos, todos os 20 implantes estavam integrados com sucesso, demonstrando estabilidade anquilótica e tecidos moles peri-implantares saudáveis, conforme documentado por parâmetros clínicos padrão. Os resultados estéticos foram avaliados através da pontuação estética rosa (PES) e da pontuação estética branca (WES) e confirmaram resultados globalmente agradáveis. Os valores WES foram ligeiramente superiores aos valores PES. As radiografias periapicais mostraram uma perda óssea crestal mínima à volta dos implantes usados ao nível do osso, com uma perda óssea média de 0,18 mm aos 3 anos. Apenas dois implantes revelaram uma perda óssea entre 0,5 e 1,0 mm. Um destes implantes apresentava uma pequena recessão da mucosa <1,0 mm. Este estudo prospetivo avalia o conceito de colocação precoce de implantes e demonstrou uma integração tecidular bem sucedida em todos os 20 implantes e níveis estáveis de crista óssea à volta das interfaces implante-pilar de acordo com o conceito de platform-switching. O acompanhamento a médio prazo de 3 anos revelou resultados estéticos agradáveis e tecidos moles faciais estáveis. O risco de recessão da mucosa foi baixo, com apenas um paciente a apresentar uma pequena recessão da mucosa facial. Estes resultados encorajadores têm de ser confirmados com um exame de acompanhamento a 5 anos.

18. **Sanz I, Gargallo M. Herrera D, Martin C, Figuero E e Sanz M (2011)**[18 * 20] apresentaram uma revisão sistemática para avaliar o melhor momento para a colocação de implantes após a extração dentária, comparando a colocação de implantes precoce vs. tardia e avaliando as alterações dimensionais da crista dos tecidos duros e/ou moles e os resultados relacionados com a sobrevivência do implante e o sucesso da prótese. Foi efectuada uma pesquisa online nas principais bases de dados, incluindo a The National Library of Medicine (MEDLINE via Pubmed), Embase e The Cochrane Central Register of Controlled Trials até fevereiro de 2011. Foram realizados ensaios clínicos controlados e aleatórios (RCTs), estudos de coorte prospectivos e estudos retrospectivos de caso-controlo, com um acompanhamento de, pelo menos, um mês após a colocação dos implantes dentários, comparando: (i) colocação precoce vs. tardia, (ii) aumento vs. não aumento na colocação de implantes em implantes colocados precocemente e/ou (iii) a comparação de vários procedimentos de aumento na colocação precoce de implantes. Foi também

efectuada uma pesquisa manual de revistas relevantes. A triagem dos estudos elegíveis, a avaliação da sua qualidade metodológica e a extração de dados foram realizadas em duplicado por dois revisores independentes. Os autores dos estudos foram contactados para esclarecimentos ou informações em falta. Foram incluídos oito estudos, embora só tenha sido possível efetuar uma meta-análise com os dados de dois estudos que compararam o implante precoce com o implante tardio. A percentagem de redução da altura e largura óssea favoreceu a colocação precoce, com uma diferença média combinada entre os grupos.

19. **Jofre J, Daniela V, Paula Q e Claudia A (2012)**[26] apresentaram um estudo com o objetivo de fornecer um protocolo para a substituição imediata de implantes em dentes infectados. A extração e colocação imediata de implantes tornou-se um procedimento de rotina devido à redução do tempo de tratamento e à preservação das estruturas anatómicas. No entanto, em muitos casos, esta técnica envolve dentes com diferentes graus de comprometimento tecidual devido a infecções subjacentes. Até à data, não foi descrito o grau de compromisso dos implantes, nem foi estabelecido um protocolo de gestão clínica para estes casos. O objetivo deste artigo é relatar os resultados clínicos de um protocolo utilizado para a colocação imediata de implantes e provisionalização em alvéolos de extração infectados. Uma classificação do comprometimento da superfície do implante (em contacto com tecido previamente infetado) é também descrita para facilitar a análise comparativa. É possível manter os benefícios da colocação e provisionalização imediata de implantes em locais infectados, aplicando um protocolo clínico que considere a terapia antibiótica, uma curetagem completa do tecido infetado, antissepsia e estabilidade primária suficiente do implante.

20. **Zhang W, Skrypezak A e Weltman R (2015)**[46] realizaram um estudo para avaliar a dimensão da crista alveolar do maxilar anterior e a medição da morfologia através de tomografia computorizada de feixe cónico (TCFC) para o planeamento do tratamento com implantes imediatos. Os exames de TCFC foram selecionados para incluir 51 indivíduos com dentição completa no maxilar direito. As medições foram efectuadas nas vistas transversais no meio das regiões do incisivo central direito maxilar, incisivo lateral e canino. A altura alveolar foi medida a partir da crista alveolar até ao pavimento da fossa nasal. A largura alveolar foi medida da placa cortical vestibular à

palatina nos terços coronal, médio e apical da distância da crista alveolar ao assoalho da fossa nasal. A localização do rebaixo bucal foi medida a partir do ponto onde a placa cortical bucal começou a mergulhar até uma linha que se estendia na crista alveolar e que era perpendicular ao longo eixo do rebordo alveolar. A profundidade do rebaixo vestibular foi medida a partir do ponto mais profundo do rebaixo na placa vestibular até uma linha tangente à placa vestibular paralela ao longo eixo do rebordo. A largura alveolar aumentou da direção coronal para a apical em cada dente. As larguras alveolares médias (mm) foram: incisivo central, 9,55; incisivo lateral, 8,30; canino, 9,62. O incisivo lateral tinha uma largura alveolar significativamente menor do que os outros dentes anteriores. Não foi observada nenhuma diferença significativa na altura da crista entre os dentes. As localizações dos rebaixos a partir da crista alveolar (mm) foram: incisivo central, 5,84; incisivo lateral, 3,59; canino, 5,11. As profundidades dos rebaixos (mm) foram: incisivo central, 0,76; incisivo lateral, 0,87; canino, 0,73. As porcentagens de dentes com rebaixos vestibulares foram: incisivo central, 41%, incisivo lateral, 77%, e canino, 33%. Os homens demonstraram uma largura de crista significativamente maior em comparação com as mulheres para os três dentes. Concluíram que, no maxilar anterior, o incisivo lateral tem o osso alveolar mais fino e apresenta mais frequentemente um rebaixo vestibular, que é o mais próximo do rebordo alveolar, em comparação com os outros dentes anteriores do maxilar.

21. **Eduardo Anitua, Piñas L e Alkhraisat MH (2016)** [47] realizaram um estudo para avaliar os resultados a longo prazo da carga imediata de implantes pós-extração colocados em locais infectados. Os pacientes foram selecionados se tivessem implantes pós-extração no maxilar anterior que foram inseridos no período de dezembro de 2006 a junho de 2015 e carregados imediatamente. As informações recolhidas sobre os pacientes incluíram: 1) dados demográficos; 2) detalhes do implante; 3) estabilidade dos tecidos moles, e 4) dados protéticos. Foram calculadas a perda óssea marginal (BI) e as taxas de sobrevivência do implante e da prótese. Trinta pacientes (idade média: 56 anos) tiveram 43 implantes imediatamente inseridos em locais infectados e imediatamente carregados. Os implantes foram inseridos com um torque ≥35 Ncm. O tempo médio de seguimento foi de 6 anos (intervalo: 1 a 8 anos), e 65% dos implantes tiveram um tempo de seguimento >5

anos. Não se registou qualquer falha do implante e a taxa de sucesso do implante foi de 93% A RL. proximal foi de 1,42 mm (variação: 0,21 a 5,61 mm). Ocorreram três complicações protéticas (todas fracturas do material de revestimento). A carga imediata de implantes inseridos em alvéolos de extração frescos e infectados não é um fator de risco para a sobrevivência do implante. No entanto, a estabilidade dos tecidos moles e duros peri-implantares indica a necessidade de adotar medidas que minimizem a perda.

22. **Kolerman R, Mijiritsky E. Barnea E, Dabaja A, Nissan J e Tal H (2016)** [48] conduziu um estudo para validar o conceito de colocação imediata de implantes e carga não funcional para utilização no maxilar anterior esteticamente sensível, os ensaios clínicos devem, idealmente, incluir critérios estéticos objectivos. Este estudo analisou os resultados do procedimento conforme classificados pela pontuação estética rosa e pela pontuação estética branca (PES/WES). Foram avaliados trinta e nove pacientes adequados. Verificaram que trinta e oito implantes cumpriam critérios rigorosos para uma osteointegração bem sucedida: ausência de radiolucência peri-implantar, mobilidade do implante, supuração e dor. O PFS total médio indicou condições gerais favoráveis dos tecidos moles peri-implantares. A convexidade e a textura da raiz e a curvatura da mucosa facial e da papila distal registaram os valores médios mais elevados, ao passo que os níveis aceitáveis de tecido facial e de papila mesial foram os mais difíceis de alcançar na totalidade. A média de perda óssea mesial e distal aquando da recolha de dados foi de 1,1960,54 e 1,156051, respetivamente. A gravidade da doença periodontal (periodontite crónica avançada e agressiva) foi significativamente associada a um PES total baixo. Concluíram que a avaliação objetiva do PES/WES validou a substituição e restauração imediata de um único dente maxilar anterior como sendo uma modalidade de tratamento bem sucedida e esteticamente previsível em locais onde o osso bucal tinha sido preservado durante a extração, após 1 ano de acompanhamento.

23. **Lau S, Chow L e Leung Y (2016)** [49] realizaram um estudo in-vitro para comparar a precisão da medição da espessura gengival utilizando a tomografia computorizada de feixe cónico (CBCT) com a medição clínica direta num modelo de mandíbula de porco, com o objetivo de fornecer um método alternativo e preciso para ajudar na avaliação do biótipo gengival antes da colocação imediata de implantes na zona

estética. Pegaram em quatro mandíbulas de porco e categorizaram-nas separadamente em 14 zonas diferentes, com cada cúspide dentária proeminente como uma. Foi tirada uma imagem CBCT de alta resolução. A medição da espessura gengival foi efectuada utilizando um software informático e foi comparada com medições clínicas diretas. Verificaram que o coeficiente de correlação intraclasse entre as medições clínicas e de CBCT indicava uma boa correspondência entre os dois métodos de medição. Assim, dentro das limitações do estudo, os autores concluíram que a medição da espessura gengival utilizando a TCFC era um método previsível e exato para avaliar o biótipo gengival de um paciente, de modo a prever a adequação da implantação imediata.

24. **Tonetti MS, Cortellini P, Graziani F, Cairo F, Lang NP e Abundo R et al (2017)** [50] realizaram um ensaio clínico controlado e aleatório para comparar a necessidade de aumento ósseo, complicações cirúrgicas, resultados periodontais, radiográficos, estéticos e relatados pelo paciente em indivíduos que receberam colocação de implantes no momento da extração (implante imediato) ou 12 semanas depois. Os indivíduos que necessitaram de extração de um único dente nas áreas anterior e pré-molar foram recrutados em sete consultórios privados. A posição do implante e a escolha da plataforma foram determinadas pela restauração. As medições foram efectuadas por examinadores calibrados e mascarados. O implante imediato foi inviável em 7,5% dos casos. Cento e 24 indivíduos foram randomizados. Um implante foi perdido no grupo do implante imediato. O implante imediato necessitou de aumento ósseo em 72% dos casos, em comparação com 43,9% para o implante tardio, enquanto a falha da ferida ocorreu em 26,1% e 5,3% dos casos, respetivamente. Concluiu-se que a colocação imediata de implantes não deve ser recomendada quando a estética é importante, devendo ser limitada a casos selecionados. É necessário um acompanhamento mais longo para avaliar as diferenças nas taxas de complicações.

25. **Hu C, Gonga T, Lina W, Yuana Q e Mana Y (2017)** [51] realizaram um estudo de coorte retrospetivo para avaliar a reconstrução óssea e as reacções dos tecidos moles em implantes imediatos colocados em alvéolos intactos e naqueles com defeitos de deiscência óssea bucal. Cinquenta e nove implantes de conexão interna de quatro

fabricantes diferentes foram colocados imediatamente em alvéolos intactos (grupo sem deiscência, n-40) e em alvéolos com defeitos de deiscência óssea vestibular: (Grupo 1 (n=10), a profundidade do defeito mediu 3-5 mm a partir da margem gengival. No Grupo 2 (n=9), a profundidade variou de 5 mm a 7 mm. Os vazios ósseos circundantes foram enxertados com partículas de mineral ósseo bovino desproteinizado (DBBM). A tomografia computorizada de feixe cónico (CBCT) foi realizada imediatamente após a cirurgia (T1) e 6 meses depois (T2). Foram efectuadas radiografias aquando da colocação da prótese e um ano após a carga (13). Os parâmetros dos tecidos moles foram medidos na linha de base (To), na colocação da prótese e em T3. Verificaram que não houve perda de implantes durante o período de observação. Para os grupos com deiscência, as tábuas ósseas vestibulares foram reconstruídas radiograficamente para volumes ósseos horizontais e verticais comparáveis em comparação com o grupo sem deiscência. A perda óssea marginal ocorrida entre o momento da restauração final e 1 ano após a carga não foi estatisticamente diferente entre os grupos. Os parâmetros de tecido mole não revelaram resultados inferiores para os grupos com deiscência. Dentro das limitações deste estudo, os autores concluíram que a colocação de implantes sem retalho em alvéolos comprometidos em combinação com o enxerto DBBM pode ser uma técnica viável para reconstituir as tábuas ósseas vestibulares deformadas devido à manutenção do espaço e ao fecho primário do alvéolo proporcionado pelos pilares de cicatrização e enxertos ósseos. Por conseguinte, concluiu-se que os implantes imediatos e o enxerto DBBM sem utilizar membranas podem ser indicados para alvéolos com defeitos ósseos bucais.

26. **Valenzuela S, Olivares J, Weiss N e Benadof D (2018)** [52] apresentaram um relato de caso com acompanhamento de um ano sobre a colocação imediata de implantes por perfuração óssea interradicular antes da extração de molares: relato de caso clínico. Os autores constataram que a colocação de implantes imediatos no sector posterior era um procedimento generalizado em que as taxas de sucesso e sobrevivência são semelhantes às dos protocolos tradicionais. Apresenta vários desafios anatómicos, como a presença de septos ósseos inter-radiculares que dificultam o correto posicionamento tridimensional do implante e podem comprometer a estabilidade primária e/ou causar danos nas estruturas vizinhas. O

objetivo deste artigo foi apresentar o tratamento e o seguimento clínico de um ano de um paciente que recebeu colocação imediata de implantes utilizando uma técnica de perfuração óssea inter-radicular antes da extração do molar. Um paciente de 35 anos de idade, sem antecedentes médicos significativos, apresentou-se aos autores para colocação de implantes. Os autores fizeram uma avaliação e decidiram extrair os dentes 1.6, 1.5 e 1.4 e depois efetuar a colocação imediata de implantes. O paciente foi examinado regularmente nos dias 3, 7 e 14 após a cirurgia de colocação do implante, não tendo sido observada qualquer dor ou infeção. No 21º dia, a sutura foi removida e a preservação da arquitetura mole parecia sem problemas. Aos 6 meses, foi efectuado um retalho de reposição apical nos implantes colocados nos dentes 1.4 e 1.5 e foram colocados pilares de cicatrização. Os autores concluíram que a técnica era promissora e que o rendimento clínico foi bom para os autores durante a gestão intra-operatória e os controlos pós-operatórios, sendo necessários testes clínicos aleatórios controlados, utilizando um método comparativo, para avaliar os benefícios e limitações desta técnica a longo prazo.

27. **Jignesh R. Patel, Galagali S, Jayashree A Mudda, Shrikar R D e Ayesha (2020)** [54] apresentaram um artigo de revisão sobre a colocação imediata de implantes na região posterior do maxilar. Verificaram que a taxa de sucesso da colocação imediata de implantes na região posterior do maxilar era, em média, de 88,6%. Os implantes imediatos podem ser uma escolha preferível com ou sem tratamento do assoalho sinusal, dependendo dos casos, pois o tratamento torna-se mais rápido e mais barato, e estes estão associados à prevenção da pneumatização do seio. Atualmente, a literatura regista um padrão não aleatório de técnicas relacionadas com protocolos de colocação imediata no que diz respeito ao momento da colocação, bem como às técnicas de aumento. Por conseguinte, a colocação imediata de implantes é definida como um procedimento sensível à técnica, mas previsível, para a restauração posterior de implantes no maxilar.

28. **Lorenz Seyssens, Eghbali A e Cosyn J (2020)** [55] realizaram um estudo para avaliar os resultados clínicos, estéticos e radiográficos da colocação de implantes imediatos unitários (IIP) após 10 anos e para identificar factores de risco putativos para recessão média-facial avançada. Pacientes periodontalmente saudáveis com um biótipo

gengival espesso e parede óssea vestibular intacta foram consecutivamente tratados com um único implante imediato e coroa na zona estética (15-25). Foi efectuada cirurgia sem retalho e enxerto de alvéolo com mineral ósseo bovino desproteinizado. Sete pacientes receberam um enxerto de tecido conjuntivo (CTG) aos 3 meses devido a uma deficiência óbvia do processo alveolar (n=5) ou recessão média facial avançada (n=2). Os resultados clínicos, estéticos e radiográficos aos 10 anos foram comparados com os dos 5 anos e foram efectuadas CBCTs aos 10 anos. Vinte e dois pacientes (10 mulheres; idade média de 50 anos) foram tratados consecutivamente e 18 puderam ser reexaminados. Dois implantes falharam e dois pacientes morreram. Nenhum dos parâmetros diferiu entre a reavaliação de 5 e 10 anos (perda óssea marginal: 0,31 mm; índice de placa: 15%; profundidade de sondagem: 3,4 mm; sangramento à sondagem: 32%; pontuação estética rosa: 10,61; recessão papilar mesial: -0,03 mm; recessão papilar distal: 0,22 mm, recessão médio-facial: 0,58 mm). Seis implantes (33%) demonstraram 21 min de recessão médio-facial. Os factores de risco putativos basearam-se apenas em estatísticas descritivas e incluíram a posição do ombro vestibular, ausência de CTG, perfil de emergência convexo e posição do incisivo central. Três implantes (17%) não tinham osso vestibular visível na CBCT. Um destes implantes estava posicionado demasiado para vestibular, outro apresentava mucosite peri-implantar e outro demonstrava peri-implantite. Assim, concluiu-se que a recessão média-facial avançada é comum a longo prazo após a PII. Por conseguinte, é necessário ter cuidado com a colocação imediata de implantes na zona estética.

29. **Rolande Crippa, Riccardo Aiuto, Dioguardi M, Peñarrocha-diago M. Peñarrocha- diago M e Angiero F. (2020)** [56] analisaram a literatura atual, juntamente com os procedimentos clínicos, resultados e incidência de complicações, associados a implantes imediatos em locais pós-extração infectados. O laser YSGG (ítrio, escândio, gálio e granada) pode reduzir significativamente a concentração bacteriana após a extração de um dente comprometido. Trataram uma mulher de 40 anos com um dente comprometido na zona estética, apresentando sinais clínicos e radiológicos de infeção, particularmente uma periodontite periapical. O dente foi extraído após a administração de anestesia local com Optocnina (nepivacaína e adrenalina 1: 100.000), após o que o local foi tratado com um ErCr: YSGG (erbium, chromium-doped yttrium, scandium, gallium, and garnet) a 2780 nm (Riolase iPlus).

O implante (fixação Straumann) foi inserido com um binário mínimo de 35 N, 1 tum abaixo do pico ósseo mais apical. Foram aplicados Bio-Oss e membrana reabsorvível para melhorar a cicatrização óssea. A utilização do laser ErCr YNGG permitiu o sucesso da terapia com implantes realizada num local infetado. Não se registaram complicações como peri-implantite ou perda de osso peri-implantar. O implante alcançou uma boa estabilidade primária e a colocação imediata num local infetado não aumentou as complicações após um estudo de acompanhamento de 5 anos.

30. **Waqas Naseer Ansari , Sangeeta D Muglikar, Prerna Sanjay Ghodke, Salika Sheikh, Rashmi V Hegde(2021)**[1] apresentaram um artigo de investigação sobre a avaliação dos tecidos duros e moles em redor de implantes colocados imediatamente com carga imediata versus implantes colocados imediatamente com carga diferida - Um estudo clínico e radiográfico Introdução: Os dentes podem ser perdidos devido a muitas razões, como traumatismos, cáries ou doença periodontal. Os protocolos clássicos e convencionais de colocação de implantes têm normalmente um período de espera de 6 meses ou mais. Nas regiões estéticas anteriores, este facto prejudica a satisfação e os níveis de confiança do paciente, independentemente da sua idade ou sexo. Para evitar este constrangimento, foi desenvolvido um novo protocolo de colocação imediata de implantes com carga imediata ou colocação imediata de implantes com carga diferida. O objetivo do estudo foi avaliar o impacto de um implante dentário unitário imediatamente colocado e imediatamente restaurado nos tecidos duros e moles e compará-lo com implantes imediatamente colocados e restaurados tardiamente na região anterior da maxila e da mandíbula. O estudo foi efectuado em 30 pacientes, que foram divididos em 2 grupos. As regiões anteriores da maxila e da mandíbula foram incluídas no estudo. Com base no método de lançamento da moeda e no torque de inserção dos implantes, estes foram divididos em imediatamente colocados com carga imediata e imediatamente colocados com carga retardada. Os parâmetros dos tecidos moles e duros foram medidos da seguinte forma: Avaliação dos tecidos moles: 1) Espessura dos tecidos moles (medida em linha de base, 1 mês e 3 meses) 2) Pontuação estética do implante (medida em 1 semana, 1 mês e 3 meses) Avaliação dos tecidos duros - nível ósseo crestal (medido na linha de base e 3 meses). Comparando o Grupo A e o Grupo B, não se registaram diferenças significativas na espessura média dos tecidos moles após 1 mês e 3 meses.

Relativamente à pontuação estética do implante, não se observou uma diferença estatisticamente significativa entre o Grupo A e o Grupo B. Considerando os níveis de osso crestal, na linha de base e aos 3 meses, os níveis eram mais elevados nos casos de carga imediata em comparação com os casos de carga tardia. Assim, concluiu que não existia uma diferença estatisticamente significativa na espessura dos tecidos moles em ambos os grupos, para a pontuação estética do implante, era mais elevada para o grupo de carga imediata em comparação com o grupo de carga diferida. Os níveis de crista óssea foram mais elevados nos grupos com carga imediata em comparação com os grupos com carga diferida.

31. **Rolando Crippa et al(2022)** [92] realizaram um estudo de coorte retrospetivo para comparar a utilização de implantes imediatos pós-extração em locais infectados tratados com laser (grupo de teste) versus implantes convencionais em locais edêntulos (grupo de controlo) através de uma análise de radiografias pré e pós-operatórias. O estudo baseou-se numa série de pacientes tratados entre 2014 e 2019, com um seguimento mínimo de 1 ano, e até mais de 4 anos. Foi realizada uma análise da história clínica dos pacientes tratados e das radiografias pré e pós-operatórias para avaliar o sucesso do implante e medir o nível ósseo marginal (MBL). No total, foram estudados 149 implantes. Houve apenas uma falha no grupo de teste (1%) e nenhuma falha no grupo de controlo. O grupo de teste ganhou 0,1 mm do MBL em comparação com a linha de base, enquanto o grupo de controlo perdeu 0,1 mm do MBL. A diferença entre os dois grupos de apenas 0,2 mm não foi estatisticamente significativa (P=0,058). Os implantes dentários imediatos em alvéolos infectados desbridados e descontaminados com laser Er,Cr:YSGG não parecem aumentar a probabilidade de fracasso; no entanto, a peri-implantite e os problemas associados devem ser evitados seguindo um determinado conjunto de protocolos e procedimentos.

32. **Po-Sung Fu et al (2023)** [93] concluíram que a colocação imediata de implantes (IIP) com e sem provisionalização imediata (Ipro) pode produzir resultados satisfatórios em indicações e tratamentos adequados, especialmente na zona estética. O objetivo deste estudo foi comparar a estabilidade do implante, a perda óssea marginal (MBL), as taxas de sobrevivência e a satisfação do paciente entre a IIP com Ipro e a IIP sem Ipro. 70 pacientes, cada um com um dente anterior maxilar falhado, foram

aleatoriamente designados para IIP com Ipro (Grupo A: n Z 35) ou IIP sem Ipro (Grupo B: n Z 35). O quociente de estabilidade do implante (ISQ) e as radiografias periapicais padronizadas foram realizadas na cirurgia e aos 3, 6, 9 e 12 meses de pós-operatório para investigar a estabilidade do implante e a MBL, respetivamente. A sobrevivência foi avaliada 1 ano após a cirurgia. A satisfação do paciente foi avaliada através de uma escala visual analógica (VAS). O ISQ primário e a MBL não foram significativamente diferentes entre os grupos A e B imediatamente após a cirurgia (P > 0,05). A sobrevivência dos implantes foi de 100% em ambos os grupos, e apenas foi observada uma complicação mecânica. A satisfação do paciente foi boa aquando da entrega da coroa definitiva e no pós-operatório de 1 ano em ambos os grupos. No entanto, a pontuação VAS pós-operatória imediata no Grupo A foi significativamente maior do que no Grupo B (P <0,05). Conclusão: O Grupo A revelou um ISQ secundário significativamente mais elevado do que o Grupo B no pós-operatório de 3, 6, 9 e 12 meses. Não houve diferenças significativas entre os grupos A e B em termos de MBL e sobrevivência. De salientar que a satisfação dos doentes do Grupo A foi significativamente superior à do Grupo B imediatamente após a cirurgia.

33. **Rusama Wipawin et al(2024)** [94] realizaram um estudo prospetivo para analisar os resultados clínicos da colocação imediata de implantes na região posterior com carga convencional, com um seguimento de 3-5 anos, no seguimento da Conferência de Consenso de Pisa do Congresso Internacional de Implantologistas Orais (ICOI). O estudo foi efectuado em 25 implantes de nível ósseo (implante cónico de nível ósseo Straumann® SLActive®, Straumann®, Basileia, Suíça) em 19 pacientes que foram submetidos à colocação imediata de implantes num dente posterior com carga convencional com um acompanhamento de 3-5 anos. O sucesso global e a sobrevivência destas colocações foram avaliados de acordo com a Conferência de Consenso de Pisa do Congresso Internacional de Implantologistas Orais (ICOI), utilizando registos de fichas, exames clínicos, avaliação radiográfica e medição de resultados. A satisfação dos pacientes foi avaliada através de uma escala de classificação numérica. O estado biológico e técnico, o Pink Esthetic Score modificado (mPES), as complicações e a alteração óssea marginal também foram avaliados. A análise foi efectuada utilizando o SPSS versão 21 (SPSS Inc., Chicago, IL, EUA). Os dados foram analisados através de um teste t de amostras emparelhadas.

Verificou-se que 24 dos 25 (96%) implantes dentários sobreviveram durante uma média de 57±8,07 meses. Todos os 24 implantes dentários sobreviventes foram considerados um sucesso operacional. O mPES médio foi de 9,75±0,44. As principais complicações protéticas observadas foram: (1) perda de contacto proximal (41,67%), (2) afrouxamento do parafuso (8,33%) e (3) descolamento do cimento (4,17%). Concluiu-se que a colocação imediata de implantes num dente posterior com carga convencional produz um resultado previsível com algumas complicações. As complicações mais proeminentes foram a perda de contacto proximal, seguida do afrouxamento do parafuso e da descolagem do cimento. A taxa de sobrevivência do implante foi de 96% num tempo médio de seguimento de 4 anos e 9 meses.

APLICAÇÃO DE CARGA IMEDIATA EM VÁRIAS CONDIÇÕES

APLICAÇÃO DE CARGAS IMEDIATAS SOB DIFERENTES CONDIÇÃO-

Carga imediata para restauração de um único dente

Os estudos sobre restaurações de um só dente e carga imediata revelaram boas taxas de sucesso. Foram efectuados vários estudos sobre estas restaurações de dente único colocadas em oclusão imediata através de provisionalização, com taxas de sucesso semelhantes às dos implantes restaurados com forças oclusais ligeiras ou inexistentes e taxas de sucesso inferiores quando colocadas em oclusão funcional imediata. Claramente, são necessários estudos mais pormenorizados para avaliar o papel da oclusão nestas restaurações. Estudos de implantes colocados em osso tipo IV com diferentes graus de sucesso. A resposta dos tecidos moles foi muito favorável nestes estudos devido à presença de uma coroa provisória durante a fase de cicatrização, o que permitiu a escultura da papila interdentária e da gengiva anexa. Foi observada uma perda óssea comparável com a carga imediata em comparação com as cirurgias tradicionais de duas fases. Alguns estudos mostraram mesmo um ganho líquido de osso durante um período de acompanhamento de 5 anos. Dado os recentes avanços e investigação nesta área, ainda não estão disponíveis dados de acompanhamento a longo prazo; no entanto, a carga imediata de uma restauração de um único dente é claramente uma opção viável para pacientes selecionados. ([83])

Carga imediata da prótese fixa

A investigação na área da substituição de dentes fixos ou múltiplos com carga imediata foi dividida em próteses colocadas na mandíbula e próteses colocadas na maxila. Nos primeiros estudos de restaurações mandibulares de múltiplos dentes com carga imediata, uma técnica colocou implantes adicionais ou provisórios para suportar inicialmente a prótese enquanto os restantes implantes passavam pela fase de cicatrização. O raciocínio subjacente a esta técnica baseou-se na suspeita de elevadas taxas de fracasso destes implantes de carga imediata. Este facto foi investigado para reduzir os custos do tratamento para o paciente e determinar o número mínimo de implantes necessários para suportar uma prótese com carga imediata. Quando o modelo de três implantes foi testado, foram detectados vários inconvenientes . Vários sistemas não eram flexíveis na sua técnica cirúrgica e a falha de um único implante resultou numa taxa de falha protética de 15%. Isto levou à determinação de que um mínimo de quatro implantes deveriam ser colocados na mandíbula edêntula para suportar uma prótese fixa com carga imediata. Este método requer que os implantes tenham um mínimo de 10 mm de comprimento. Na maxila edêntula ou parcialmente edêntula, é necessário colocar um número significativamente maior de implantes para obter a estabilidade primária de uma prótese com carga imediata. Embora muitos estudos tenham sugerido um requisito de 8 a 12 implantes, vários estudos demonstraram taxas de sucesso semelhantes com 5 a 8 implantes. Não existe um protocolo padronizado que justifique a seleção de uma morfologia de implante em detrimento de outra. A literatura debate, com resultados variáveis, a morfologia da superfície dos implantes mais adequada para colocação na densidade óssea reduzida do maxilar. Os critérios de seleção também são mais difíceis de cumprir no maxilar devido à presença anatómica do seio maxilar e ao seu efeito na altura do osso residual. No entanto, a carga imediata tanto no maxilar como na mandíbula edêntulos ou parcialmente edêntulos é uma opção de tratamento viável se os critérios de seleção forem cumpridos. ([83])

Carga imediata de prótese sobredentada

A carga verdadeiramente imediata nestes casos pode não ser possível devido à necessidade de desenvolvimento protético de attachments de barra em muitos casos. Um estudo recente que colocou as sobredentaduras em carga oclusal aos 4 dias, suportadas por um sistema de barras, revelou taxas de sucesso elevadas. Vários estudos mostraram taxas de sucesso com carga oclusal precoce de sobredentaduras com implantes colocados na área interforaminal mandibular. Nestes estudos, a carga funcional precoce referia-se a um protocolo que consistia normalmente na carga do implante aproximadamente às 3 semanas com um encaixe em bola ou um conjunto barra-clipe. A carga **funcional precoce imediata** referia-se à colocação da prótese no prazo de 5 dias. Nos estudos que tentaram a carga funcional mais precoce, a fixação com clipe de barra foi o método de restauração de eleição. Quatro estudos mostraram pacientes de controlo submetidos a técnicas de duas fases que demonstraram taxas de sucesso elevadas semelhantes às dos pacientes que receberam carga precoce. Todos estes estudos apoiam a utilização de sobredentaduras com carga precoce como uma opção de restauração viável para muitos pacientes edêntulos. A maioria das dentições opostas nestes estudos eram próteses completas e algumas próteses suportadas por implantes; houve pouca diferença nas taxas de sucesso entre estas dentições opostas. Os estudos também sugeriram que os implantes para carga precoce com sobredentaduras devem ser esplintados com o encaixe barra-clipe para evitar a rotação axial e a micromovimentação. No entanto, dadas as taxas de sucesso com a carga precoce de implantes de encaixe esférico, não se pode afirmar factualmente que a esplintagem destes implantes é um requisito para o sucesso. Mais uma vez, é necessária mais investigação, uma vez que o processo de extração e os locais cirúrgicos nunca são idênticos para um determinado dente, cabendo ao profissional fazer juízos sólidos com base em provas circunstanciais. O

O raciocínio geral subjacente à restauração imediata destes implantes é a ajuda na restauração da estética dos tecidos moles através do contorno gengival, bem como a remoção da necessidade de próteses removíveis temporárias. As conclusões alcançadas por estes estudos são inerentemente pouco fiáveis devido à variação na morfologia e tratamento do local de extração, técnicas de enxerto, morfologia do implante e acompanhamento. No entanto, um tema comum nestes estudos é que as taxas de sucesso não foram comprometidas pela colocação em locais de extração se fosse possível obter uma estabilidade primária adequada. ([83])

Pacientes completamente edêntulos

Foram propostos os primeiros estudos sobre carga imediata, com o objetivo principal de um contacto direto do implante com o osso, que mostraram resultados encorajadores. Em geral, surgiram dois protocolos diferentes:

Primeiro Protocolo Envolve a colocação de mais implantes do que o plano de tratamento habitual para um período de cicatrização convencional. Os implantes selecionados à volta da arcada (três ou mais) são imediatamente carregados com uma prótese provisória. São deixados submersos implantes suficientes durante o período de cicatrização regular para permitir a colocação de uma prótese fixa, mesmo que todos os implantes imediatamente carregados falhem. Se algum dos implantes sobreviver, também é utilizado na restauração final.

Segundo protocolo Outro protocolo para carga oclusal imediata consiste em carregar inicialmente todos os implantes inseridos. Os implantes são unidos por splints, o que -

a. Diminui as tensões em todas as interfaces de desenvolvimento &

b. Aumenta a estabilidade, retenção e resistência da prótese de transição durante a fase inicial de cicatrização.

Frequentemente, também são utilizados implantes adicionais com esta técnica, em comparação com o método de cicatrização tradicional. O conceito de carga imediata oferece todas as vantagens da abordagem cirúrgica numa só fase. [(83)]

Tecnologia CAD/CAM na carga imediata

Existem várias opções de abordagem para proporcionar aos pacientes cuidados óptimos, previsíveis e atempados. Quando a tomografia computorizada de feixe cónico entrou no campo da implantologia dentária, proporcionou a capacidade de ver antecipadamente os desafios cirúrgicos que não podiam ser facilmente identificados anteriormente. Munidos dessa informação avançada, é agora possível efetuar um planeamento exato dos casos. As guias cirúrgicas para a colocação precisa de implantes podem ser maquinadas e, se assim for indicado, a prótese pode ser fabricada com o grau que o médico desejar. A imagiologia de feixe cónico pode revelar um bom suporte ósseo a partir do qual pode ser fabricada uma guia cirúrgica, seguida de um planeamento de implantes em software informático. Com o fabrico da guia cirúrgica, o laboratório dentário pode fabricar uma restauração provisória fixa para ser colocada no momento da cirurgia. [(83,89)]

AVENUAS DO FUTURO

AVENUAS DO FUTURO

Factores de crescimento ósseo:

Potencial de utilização como técnica de melhoria da osseointegração (OET) Os implantes dentários osseointegrados oferecem taxas de sucesso previsíveis para uma variedade de procedimentos de restauração. Embora a colocação e restauração de implantes dentários continue a aumentar, o período de tempo necessário para a osteointegração dos implantes dentários pode constituir uma contraindicação significativa ao tratamento. Muitas vezes, os pacientes não estão dispostos a aceitar um plano de tratamento que necessite de um período de cicatrização de até oito meses entre a colocação e a revelação da estrutura do implante. Por conseguinte, seria benéfico dispor de métodos previsíveis para acelerar a osteointegração. Além disso, os métodos para melhorar o prognóstico da osteointegração em áreas de fraca qualidade óssea, que se encontram frequentemente no maxilar, também beneficiariam os doentes para os quais o tratamento com implantes dentários poderia ser contraindicado. Para tentar modificar o processo de osseointegração, é necessário um conhecimento profundo da fisiologia e do metabolismo da formação óssea e da cicatrização de feridas. Desta forma, podem ser desenvolvidas técnicas previsíveis de melhoria da osseointegração (OET) baseadas em conhecimentos científicos sólidos. As contribuições moleculares e celulares para a osseointegração de implantes endósseos incluem factores que afectam a formação e a adaptação óssea. Muitas investigações indicam a possível utilização de factores de crescimento, moléculas de matriz ou células para melhorar ou aumentar a formação óssea nos implantes. Podem ser identificadas várias vias potenciais para a futura melhoria clínica da utilização e dos resultados dos implantes.

A cicatrização acelerada de feridas, o aumento da massa óssea em locais tradicionalmente de mau prognóstico, a regeneração previsível do osso após perda óssea patológica em implantes e soluções simultâneas para aumento e colocação de implantes podem tornar-se realidades clínicas. As estratégias moleculares e celulares (abordagens biológicas) definem uma via de investigação. No entanto, estas estratégias estão inerentemente ligadas a factores aloplásticos e biomecânicos associados ao implante endósseo. Um potencial OFT envolve a aplicação controlada de factores de crescimento ósseo conhecidos por influenciarem localmente a formação e regeneração óssea no local de fixação preparado e/ou na superfície de fixação antes da colocação. [(5)]

Revisão dos factores de crescimento ósseo:

Os factores de crescimento ósseo (BGFs) são produzidos por células ósseas ou por células hematológicas e os seus efeitos podem ser autócrinos (quando a célula-alvo e a célula que produz o BGF são a mesma) ou parácrinos (quando a célula-alvo é diferente da célula que produz o BGF, mas próxima desta). Existe um confronto clássico entre o isolamento in vitro dos efeitos dos BGF e os efeitos in vivo, em última análise mais relevantes, que são concomitantemente mais difíceis de investigar de forma a fornecer dados significativos. A análise dos dados in vitro é ainda mais complicada devido à variedade de sistemas modelo utilizados para estudar os efeitos do BGF. A cultura de células, a cultura de células enriquecidas, o explante ósseo e os modelos de calvária fetal/neonatal são todos utilizados habitualmente, o que dificulta a comparação direta entre estudos. [(5)]

Fator de crescimento derivado das plaquetas (Pdgf):

O PDGF humano, um dímero de peso molecular (Mw) 28 000 a 31 000, contém duas cadeias, A e B, cada uma resultante de um gene separado. O PDGF existe numa de três isoformas, que são combinações das duas cadeias: ou como homodímero PDGF-AA ou PDGF-BB, ou como heterodímero PDGF-AB. Inicialmente associado às plaquetas e, posteriormente, à cicatrização de feridas, sabe-se atualmente que os osteoblastos também são capazes de produzir PDGF, mas apenas da cadeia PDGF-A. Das três formas, o PDGF-BB é o mais ativo em termos de efeitos sobre as células ósseas, produzindo o maior aumento da replicação celular em modelos de calvária. Em culturas enriquecidas com osteoblastos derivadas de calvárias fetais, o PDGF-BB é aproximadamente oito vezes mais mitogénico do que o PDGF AA e três vezes mais mitogénico do que o PDGF AB. Embora tenha sido registado um aumento da síntese de colagénio em culturas de osso e de células ósseas após exposição ao PDGF, a produção individual de colagénio pelas células não parece ser afetada. Em vez disso, o aumento observado na síntese de colagénio está relacionado com o aumento do número de células secundário a uma maior replicação celular.

Em contraste com os fibroblastos, que possuem dois tipos de receptores PDGF à superfície das células, com diferentes afinidades para as isoformas, Centrella et al. demonstraram que as culturas enriquecidas com osteoblastos contêm receptores apenas para PDGF-BB, o que pode explicar a maior atividade estimuladora no osso causada pela cadeia PDGF-B. Uma investigação mais aprofundada deste recetor específico poderá revelar métodos para aumentar o número de células e a síntese global de colagénio nos locais de fixação dos implantes.

Factores de crescimento semelhantes à insulina I e Ii (Igf-I, Igf-Ii):

Considera-se que os IGFs, Mr 7500, desempenham um papel significativo na regulação do crescimento e da função celular. A maior parte do IGF-1 é produzida pelo fígado em resposta aos níveis séricos da hormona do crescimento (GH), mas os IGFs também são sintetizados por outros tecidos esqueléticos e não esqueléticos. Foi demonstrada a produção de IGF-I por culturas enriquecidas com osteoblastos, e essa produção pode ter uma influência localizada no metabolismo ósseo. Em contraste com o PDGF, que apenas provoca um aumento da replicação celular, o IGF-I aumenta a replicação celular, a produção de colagénio tipo I e a síntese de ARNm do colagénio tipo I, bem como diminui a degradação do colagénio. O IGF-1 tem, portanto, efeitos anabólicos positivos e catabólicos negativos. O aumento da replicação celular ocorre predominantemente no periósteo, enquanto o aumento da síntese de colagénio tipo I e a aposição da matriz parecem concentrar-se no endósteo. O IGF-II, anteriormente designado por fator de crescimento esquelético, tem aproximadamente 60% de homologia de sequência com o IGF-1. São observados efeitos semelhantes aos do IGF-1 no que diz respeito ao aumento da replicação celular, ao aumento da síntese de colagénio e à diminuição da degradação do colagénio. No entanto, existem dados contraditórios no que respeita às potências relativas dos dois BGFs. Em cultura óssea, o IGF-II é quatro a sete vezes menos potente do que o IGF-1.29 Enquanto em culturas enriquecidas com osteoblastos tem um maior efeito estimulador sobre a síntese de colagénio de tipo I do que o IGF-I. Por conseguinte, neste momento, a utilização do IGF-II como fator de crescimento parece ter um potencial limitado, uma vez que os seus principais efeitos estimulantes em comparação com o IGF-I não foram demonstrados em culturas de órgãos ósseos. Além disso, o modelo enriquecido com osteoblastos parece ter uma relevância limitada para o estudo do IGF-II. Centrella et al. demonstraram que existem três complexos ligante/recetor para o IGF-1 (Mr 130.000, 240.000 e 260.000). Um dos três, o Sr. 240.000, parece ser o recetor primário para o IGF-II, sugerindo que os efeitos celulares mais significativos observados na cultura de órgãos ósseos são secundários à ligação do IGF-I aos outros dois locais receptores. Uma investigação mais aprofundada dos complexos ligando/recetor nos Srs. 130.000 e 260.000 pode permitir influenciar os efeitos sobre a replicação celular, a síntese de colagénio e a degradação do colagénio.

Factores de crescimento dos fibroblastos (Fgfs): Existem duas formas distintas de FGF que partilham 55% de homologia da sequência de ADN, o FGF ácido (aFGF) e o FGF básico (bFGF). Ambas as formas têm efeitos globais semelhantes, sendo as diferenças quantitativas provavelmente devidas a variações na afinidade ou ligação aos receptores. Os FGFs foram isolados de uma variedade de tipos de tecidos, incluindo extractos de matriz óssea. Tanto o aFGF como o bFGF têm efeitos mitogénicos em culturas de células enriquecidas com fibroblastos e osteoblastos, apresentando o bFGF uma maior potência. Utilizando um modelo de calvária, Canalis et al. demonstraram um aumento da síntese de ADN após exposição a qualquer uma das formas. Foram registados resultados semelhantes em culturas de células preparadas a partir de osso fetal de rato e de bovino. A produção global de colagénio aumenta em consequência da hiperplasia. Para além dos fibroblastos e dos osteoblastos, o bFGF é mitogénico para as células endoteliais, o que resulta num aumento da vascularização e, consequentemente, num aumento do fornecimento de nutrientes ao local de cicatrização da ferida. Quando o bFGF é combinado com níveis elevados de fator de crescimento transformador beta (IGF-B), observa-se um aumento sinérgico dependente da dose na síntese de ADN em culturas de células ósseas fetais de rato sem soro. Concentrações mais baixas de TGF-B conduzem apenas a uma resposta aditiva. Além disso, Globus et al. registaram um aumento sinérgico da síntese de ADN em culturas de osso bovino quando expostas cronicamente a TGF-B e BFGF na presença de soro. (5)

BIBLIOGRAFIA

BIBLIOGRAFIA

1) Ansari W, Muglikar S, Ghodke P, Sheikh S, Hegde R. Avaliação dos tecidos duros e moles em redor de implantes colocados imediatamente com carga imediata versus implantes colocados imediatamente com carga diferida: Um estudo clínico e radiográfico. Dentistry. 2021;11:583.

2) Singh M, Kumar L, Anwar M, Chand P. Colocação imediata de implantes dentários com carga imediata após extração de dentes naturais. Natl J Maxillofac Surg. 2015 Jul 1;6(2):252-5.

3) Turkyilmaz I, Hoders AB. Carga imediata em Implantodontia [Internet]. Conceitos actuais em Implantologia Dentária. InTech; 2015.

4) Pasha MF, Satpathy S, Shetty S, Pandurangappa R, Taher S. Colocação imediata de implantes e provisionalização: Otimização da estética e da função. Int J Oral Implantol Clin Res 2014;5(2):72-78.

5) Romanos GE. Estado atual da carga imediata de implantes orais. J Oral Implantol. 2004 ;30(3):189-97.

6) Meyer MS, Joshipura K, Giovannucci E, Michaud DS. A review of the relationship between tooth loss, periodontal disease, and cancer. Cancer Causes Control. 2008 Nov; 19(9):895-907.

7) Desvarieux M, Demmer RT, Rundek T, Boden-Albala B, Jacobs Jr DR, Papapanou PN, Sacco RL. Relationship between periodontal disease, tooth loss, and carotid artery plaque: the Oral Infections and Vascular Disease Epidemiology Study (INVEST). Stroke. 2003 Sep 1;34(9):2120-5.

8) Anil S, Preethanath RS, AlMoharib HS, Kamath KP, Anand PS. Impacto da osteoporose e do seu tratamento na saúde oral. Am J Med Sci. 2013 Nov;346(5):396-

401.

9) Zohrabian VM, Sonick M, Hwang D, Abrahams JJ. Implantes dentários. Semin Ultrasound CT MR. 2015 Oct;36(5):415-26.

10) Jenny G, Jauernik J, Bierbaum S, Bigler M, Gratz KW, Rücker M, Stadlinger B. Uma revisão sistemática e meta-análise sobre a influência dos revestimentos de superfície de implantes biológicos na formação óssea periimplantar. J Biomed Mater Res A. 2016 Nov;104(11):2898-910.

11) Capelli M, Testori T, Galli F, Zuffetti F, Motroni A, Weinstein R, Del Fabbro M. Implant-buccal plate distance as diagnostic parameter: a prospective cohort study on implant placement in fresh extraction sockets. J Periodontol. 2013 Dec;84(12):1768-74.

12) Chen ST, Wilson Jr TG, Hammerle CH. Colocação imediata ou precoce de implantes após extração dentária: revisão da base biológica, procedimentos clínicos e resultados. Int J Oral Maxillofac Implants. 2004;19 Suppl:12-25.

13) Cosyn J, Sabzevar MM, De Bruyn H. Preditores de recessão interproximal e médio-facial após tratamento com implantes unitários na maxila anterior: uma análise multivariada. J Clin Periodontol. 2012 Sep;39(9):895-903.

14) Kramer K, Rosenbach D. Considerações críticas para implantes imediatos. Dentists' Quarterly, dezembro de 2017:7-10.

15) Hammerle CH, Chen ST, Wilson Jr TG. Declarações de consenso e procedimentos clínicos recomendados relativamente à colocação de implantes em alvéolos de extração. Int J Oral Maxillofac Implants. 2004 Jan 1;19(Suppl):26-8.

16) Shibly O, Patel N, Albandar JM, Kutkut A. Regeneração óssea à volta de implantes em pacientes periodontalmente comprometidos: um ensaio clínico aleatório do efeito do implante imediato com carga imediata. J Periodontol. 2010 Dec;81(12):1743-51.

17) Pietrokovski J, Massler M. Remodelação da crista após extração dentária em ratos.

J Dent Res. 1967;46(1):222-31.

18) Ashman A. Preservação do rebordo pós-extração utilizando um alloplast sintético. Implant Dent. 2000;9(2):168-76.

19) Pagni G, Pellegrini G, Giannobile WV, Rasperini G. Preservação do rebordo alveolar pós-extração: bases biológicas e tratamentos. Int J Dent. 2012; 2012:151030.

20) Sanz I, Garcia-Gargallo M, Herrera D, Martin C, Figuero E, Sanz M. Protocolos cirúrgicos para a colocação precoce de implantes em alvéolos pós-extração: uma revisão sistemática. Clin Oral Implants Res. 2012 Feb;23 Suppl 5:67-79.

21) Polizzi G, Grunder U, Goené R, Hatano N, Henry P, Jackson WJ, Kawamura K, Renouard F, Rosenberg R, Triplett G, Werbitt M, Lithner B. Colocação imediata e retardada de implantes em alvéolos de extração: um relatório de 5 anos. Clin Implant Dent Relat Res. 2000;2(2):93-9.

22) Javaid MA, Khurshid Z, Zafar MS, Najeeb S. Implantes imediatos: Diretrizes clínicas para resultados estéticos. Dent J (Basileia). 2016 Jun 13;4(2):21.

23) Buser D, Wittneben J, Bornstein MM, Grütter L, Chappuis V, Belser UC. Estabilidade do aumento do contorno e resultados estéticos de coroas unitárias suportadas por implantes na zona estética: resultados de 3 anos de um estudo prospetivo com colocação precoce de implantes após a extração. J Periodontol. 2011 Mar;82(3):342-9.

24) Ortega-Martínez J, Pérez-Pascual T, Mareque-Bueno S, Hernández-Alfaro F, Ferrés-Padró E. Immediate implants following tooth extraction. Uma revisão sistemática. Med Oral Patol Oral Cir Bucal. 2012 Mar 1;17(2):e251-61.

25) Schropp L, Isidor F. Timing da colocação de implantes em relação à extração dentária. J Oral Rehabil. 2008 Jan;35 Suppl 1:33-43.

26) Jofre J, Valenzuela D, Quintana P, Asenjo-Lobos C. Protocolo para a substituição imediata de implantes em dentes infectados. Implant Dent. 2012 Aug;21(4):287-94.

27) Giri D, Kundapur PP, Singh VP. Implantes imediatos em medicina dentária: AReview. Pakistan Oral & Dental Journal. 2013 Dec 1;33(3):449-454.

28) Becker W. Immediate implant placement: treatment planning and surgical steps for successful outcomes (Colocação imediata de implantes: planeamento do tratamento e passos cirúrgicos para resultados bem sucedidos). Br Dent J. 2006 Aug 26;201(4):199-205.

29) Abraão CM. Uma breve perspetiva histórica sobre os implantes dentários, os seus revestimentos de superfície e tratamentos. Open Dent J. 2014 May 16;8:50-5.

30) Hobo S IE e LT. Osseointegração e Reabilitação Oclusal. 2ª ed. Elsevier Inc., 1989.

31) Buser D, Chappuis V, Belser UC, Chen S. Colocação de implantes após extração em locais estéticos de um só dente: quando imediato, quando precoce, quando tardio? Periodontol 2000. 2017 Feb;73(1):84-102.

32) Babbush Ch., Hahn J., Krauser J. Rosenlicht J.- Implantes Dentários. a Arte e a Ciência. 2ª ed. Elsevier, 2011.

33) GargAK. Implantologia. Uma abordagem prática. 2010.

34) Becker W, Becker BE, Polizzi G, Bergstrom C. Enxerto ósseo autógeno de defeitos ósseos adjacentes a implantes colocados em cavidades de extração imediata em pacientes: Um estudo prospetivo. Jornal Internacional de Implantes Orais e Maxilofaciais. 1994;9(4):389.

35) Rosenquist B, Grenthe B. Colocação imediata de implantes em alvéolos de

extração: sobrevivência do implante. Int J Oral Maxillofac Implants. 1996;11(2):205-9.

36) Schwartz-Arad D, Chaushu G. As formas e os motivos da colocação imediata de implantes em locais de extração recentes: uma revisão da literatura. J Periodontol. 1997 Oct;68(10):915-23.

37) Cornelini R, Scarano A, Covani U, Petrone G, Piattelli A. Implante imediato de uma fase pós-extração: relato de um caso clínico e histológico humano. Int J Oral Maxillofac Implants. 2000 maio-Jun;15(3):432-7

38) Paolantonio M, Dolci M, Scarano A, d'Archivio D, di Placido G, Tumini V, Piattelli A. Implantação imediata em alvéolos de extração recentes. Um estudo clínico e histológico controlado no homem. J Periodontol. 2001 Nov;72(11):1560-71.

39) Araújo MG, Sukekava F, Wennström JL, Lindhe J. Alterações da crista após a colocação de implantes em alvéolos de extração recentes: um estudo experimental no cão. J Clin Periodontol. 2005 Jun;32(6):645-52.

40) Cornelini R, Cangini F, Covani U, Wilson TG Jr. Restauração imediata de implantes colocados em alvéolos de extração recentes para substituição de um único dente: um estudo clínico prospetivo. Int J Periodontics Restorative Dent. 2005 Oct;25(5):439-47.

41) Lindeboom JA, Tjiook Y, Kroon FH. Colocação imediata de implantes em locais infectados periapicais: um estudo prospetivo aleatório em 50 pacientes. Oral Surg Oral Med Oral Pathol Oral Radiol Endod. 2006 Jun;101(6):705-10.

42) Barcelos MJ, Novaes Júnior AB, Conz MB, Harari ND, Vidigal Júnior GM. Diagnóstico e tratamento de alvéolos de extração em preparo para colocação de implantes: relato de três casos. Braz Dent J. 2008; 19(2):159-64.

43) Barone A, Cornelini R, Ciaglia R, Covani U. Colocação de implantes em alvéolos de extração recentes e elevação simultânea do pavimento sinusal com osteótomo: uma série de casos. Int J Periodontics Restorative Dent. 2008 Jun;28(3):283-9.

44) Huynh-Ba G, Pjetursson BE, Sanz M, Cecchinato D, Ferrus J, Lindhe J, Lang NP. Análise das dimensões da parede óssea do alvéolo na maxila superior em relação à colocação imediata de implantes. Clin Oral Implants Res. 2010 Jan;21(1):37-42.

45) Kolte V, Shenoi SR, Garg A, Zamad M, Bang K. Uma nova técnica para substituir molares através da colocação imediata de implantes após a extração de molares mandibulares: relato de 3 casos. Pravara Med Rev.2013 Sep 1;5(3):17-22

46) Zhang W, Skrypczak A, Weltman R. Medição da dimensão e morfologia do rebordo alveolar da maxila anterior através de tomografia computorizada de feixe cónico (CBCT) para planeamento do tratamento com implantes imediatos. BMC oral health. 2015 ;15(65):1-8.

47) Anitua E, Piñas L, Alkhraisat MH. Resultados a longo prazo da colocação imediata de implantes em cavidades infectadas em associação com carga imediata: Um Estudo de Coorte Retrospetivo. J Periodontol. 2016 Oct;87(10):1135-40.

48) Kolerman R, Mijiritsky E, Barnea E, Dabaja A, Nissan J, Tal H. Avaliação estética de implantes colocados em cavidades de extração recentes para substituições de um único dente utilizando uma abordagem sem retalho. Clin Implant Dent Relat Res. 2017 Abr;19(2):351-364.

49) Lau SL, Chow LK, Leung YY. Uma medição não invasiva e precisa da espessura gengival utilizando imagens computorizadas de feixe cónico para a avaliação do planeamento de implantes imediatos na zona estética - um modelo de maxilar de porco. Implant Dent. 2016 Oct;25(5):619-23.

50) Tonetti MS et.al. Colocação imediata versus tardia de implantes após extração de

um único dente anterior: o ensaio clínico controlado e aleatório timing. J Clin Periodontol. 2017;44(2):215-224.

51) Hu C, Gong T, Lin W, Yuan Q, Man Y. Colocação imediata de implantes em alvéolos posteriores com ou sem defeitos de deiscência óssea vestibular: Um estudo de coorte retrospetivo. J Dent. 2017; 65:95-100.

52) Valenzuela S, Olivares JM, Weiss N, Benadof D. Colocação imediata de implantes através de perfuração óssea interradicular antes da extração de molares: Relato de caso clínico com seguimento de um ano. Case Rep Dent. 2018; 2018(1):6412826.

53) Rathee M, Bhoria M. Noções básicas de diagnóstico clínico em implantologia dentária. Jornal da Organização Internacional de Investigação Clínica Dentária. 2015;7(Suppl 1): S13-18.

54) JigneshP. Cialagali Savitri, JayashreeAMuddaVAP. Desai SR, Ayesha. Colocação imediata de implantes na região posterior do maxilar: Uma Revisão Sistemática. J Dent Med Sci .2020;19(5):40-46.

55) Seyssens L, Eghbali A, Cosyn J. Um estudo prospetivo de 10 anos sobre implantes imediatos unitários. J Clin Periodontol. 2020 Oct;47(10):1248-1258

56) Crippa R et.al. Laserterapia para sítios infectados e implantes dentários imediatos na zona estética: relato de caso e revisão da literatura.Case Rep Dent. 2020; 2020:2328398

57) Assery M. Um acompanhamento de 22 anos da colocação imediata de implantes sem aumento ósseo: um estudo de série de casos. J Prosthodont. 2020; 29(2):101-106.

58) Tan WL, Wong TL, Wong MC, Lang NP. Uma revisão sistemática das alterações

dimensionais dos tecidos duros e moles alveolares pós-extraccionais em humanos. Clin Oral Implants Res. 2012; 23 Suppl 5:1-21.

59) SinghAV. Implantologia clínica. Elsevier. 2013.

60) Carlsson GE, Bergman B, Hedegård B. Changes in Contour of the Maxillary Alveolar Process Under Immediate Dentures a Longitudinal Clinical and X-Ray Cephalo-Metric Study Covering 5 Years. Ata Odontol Scand. 1967; 25(1):45-75

61) LanzaA, ScognamiglioF, FemianoF, LanzaM. Colocação de implantes imediatos, precoces e convencionais num paciente com história de periodontite. Case Rep Dent. 2015; 2015:217895.

62) Wilson Jr TG, Weber HP. Classificação e terapia para áreas de alojamento ósseo deficiente antes da colocação de implantes dentários. Int J Periodontics Restorative Dent. 1993;13(5):450-59

63) FunatoA, SalamaMA, IshikawaT, GarberDA, SalamaH. Temporização, posicionamento e faseamento sequencial na terapia de implantes estéticos: uma perspetiva tetradimensional.
Int J Periodontics Restorative Dent. 2007; 27(4):313-23

64) Juodzbalys G, Sakavicius D, Wang HL. Classificação de alvéolos de extração com base em componentes de tecidos moles e duros. J Periodontol. 2008 Mar;79(3):413-24.

65) Beagle JR. Fundamentos cirúrgicos da implantologia imediata. JohnWiley & Sons; 2012 Dez 10.

66) Gehrke DP. Indicações, diretrizes e factores de risco da colocação precoce e imediata de implantes com implantes análogos à raiz: Uma revisão da literatura. J Int Clin Dent Res Organ. 2015;7(3):138-47.

67) BeckerW, Goldstein M. Colocação imediata de implantes: planeamento do

tratamento e passos cirúrgicos para um resultado bem sucedido. Periodontol 2000. 2008;47(1):79-89.

68) Kumar GA. Critérios para a colocação imediata de implantes orais - uma mini revisão. Biologia e Medicina. 2012 Oct 1;4(4):188-93.

69) Froum SJ, editor. Complicações de implantes dentários: etiologia, prevenção e tratamento. John Wiley & Sons; 2015 Nov 23.

70) Worthington P. Lesão do nervo alveolar inferior durante a colocação de implantes: uma fórmula para proteção do paciente e do médico. Int J Oral Maxillofac Implants. 2004;
19(5):731-4.

71) Lamine GM et al. Avaliação do sucesso de implantes dentários em pacientes com historial de periodontite: Uma Revisão Sistemática. Sch. J. Dent. Sci 2018;5(5):268-277

72) Theodoridis C, Grigoriadis A, Menexes G, Vouros I. Resultados da terapia com implantes em pacientes com um historial de periodontite agressiva. Uma revisão sistemática e meta-análise. Clin Oral Investig. 2017; 21(2):485-503

73) Garber DA, Belser UC. Colocação de implantes orientada para a restauração com desenvolvimento do local gerado pela restauração. Compend Contin Educ Dent. 1995;16(8):796, 798-802, 804.

74) Sennerby L, Roos J. Determinantes cirúrgicos do sucesso clínico de implantes orais osseointegrados: uma revisão da literatura. Int J Prosthodont. 1998;11(5):408-20.

75) Douglass GL, Merin RL. O implante dentário imediato. J Calif Dent Assoc. 2002;30(5):362-5, 368-74.

76) Misch Carl E. Próteses sobre implantes dentários. 2ª ed, Proposta de conversão

eletrónica para um Cluster de Excelência Elsevier, 2015.

77) Edel A. A utilização de um enxerto de tecido conjuntivo para o encerramento de um implante imediato coberto com uma membrana oclusiva. Clin Oral Implants Res. 1995;6(1):60-5.

78) BeckerW. Colocação imediata de implantes: planeamento do tratamento e passos cirúrgicos para resultados bem sucedidos. Br Dent J. 2006 Aug 26;201(4):199-205.

79) Berglundh T, Abrahamsson I, Lang NP, Lindhe J. Formação de osso alveolar de novo adjacente a implantes endósseos: um estudo de modelo no cão. Clin Oral Implants Res. 2003 Jun;14(3):251-62

80) Vignoletti F, Johansson C, Albrektsson T, De Sanctis M, San Roman F, Sanz M. Early healing of implants placed into fresh extraction sockets: an experimental study in the beagle dog. Formação óssea de novo. J Clin Periodontol. 2009;36(3):265-77.

81) Greenstein G, Cavallaro J, TarnowD. Implantologia dentária: números que os clínicos precisam de saber. Compend Contin Educ Dent. 2019;40(5):e1-26.

82) Botticelli D, Berglundh T, Lindhe J. Alterações nos tecidos duros após a colocação imediata de implantes em locais de extração. J Clin Periodontol. 2004;31(10):820-8.

83) Rosenlicht JL, Ward JA, Krauser JT. Carga imediata de implantes dentários. Dental implants: the art and science (Implantes dentários: a arte e a ciência). 2ª ed. Philadelphia: Saunders. 2010 Mar 9:340-54.

84) Romanos G, Froum S, Hery C, Cho SC, Tarnow D. Taxa de sobrevivência de implantes de carga imediata versus implantes de carga diferida: análise da literatura atual. J Oral Implantol. 2010;36(4):315-24.

85) Nkenke E, Fenner M. Indicações para carga imediata de implantes e sucesso do implante. Clin Oral Implants Res. 2006 Oct;17 (Suppl 2):19-34.

86) Tettamanti L, Andrisani C, Bassi MA, Vinci R, Silvestre-Rangil J, TagliabueA. Implantes de carga imediata: revisão dos aspetos críticosO ral Implantol (Roma). 2017;10(2):129- 139.

87) Kan JY, Rungcharassaeng K, Deflorian M, Weinstein T, Wang HL, Testori T. Colocação imediata de implantes e provisionalização de implantes unitários anteriores maxilares.
Periodontol 2000. 2018;77(1):197-212.

88) Pawar NN, Karkar PA. Protocolo de carga em implantologia dentária: Uma revisão. International J Appl Dent Sci.2020;6:578-87.

89) Resnik R. Misch's Contemporary Implant Dentistry E-Book: E-Book de Implantodontia Contemporânea de Misch. Elsevier Ciências da Saúde; 2020 Jan 25.

90) Sharawy M. Carga Imediata vs Carga Retardada num Modelo Canino: Análise AHistométrica e de Fração de Volume, Dados Não Publicados; 2000.

91) Suzuki JB, Misch CE, Sharawy M, et al. Avaliação clínica e histológica de implantes posteriores com carga imediata em primatas não humanos. Implant Dent. 2007;16(2):176-186.

92) Crippa R, Aiuto R, Dioguardi M, Nieri M, Peñarrocha-Diago M, Peñarrocha-Diago M, Angiero F. Colocação imediata de implantes dentários em locais infectados pós-extração descontaminados com laser Er, Cr: YSGG: um estudo de coorte retrospetivo. Odontology. 2023;111(1):255-62.

93) Fu PS, Tseng FC, Lan TH, Lai PL, Chen CH, Chen JH, Liu CT, Chen WC, Hung CC. Colocação imediata de implantes com e sem provisionalização: Uma comparação de um estudo longitudinal de um ano. J Dent Sci. 2023;18(3):1361-1367.

94) Wipawin R, Amornsettachai P, Panyayong W, Rokaya D, Thiradilok S, Pujarern P,

Suphangul S. Resultados clínicos de 3-5 anos de seguimento da colocação imediata de implantes em dentes posteriores: um estudo prospetivo. BMC Oral Health. 2024;24(1):312.

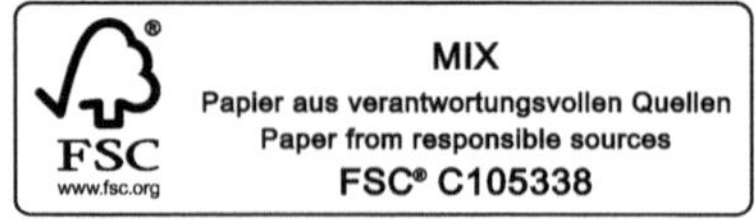

Printed by Books on Demand GmbH, Norderstedt / Germany